Ulf Riker

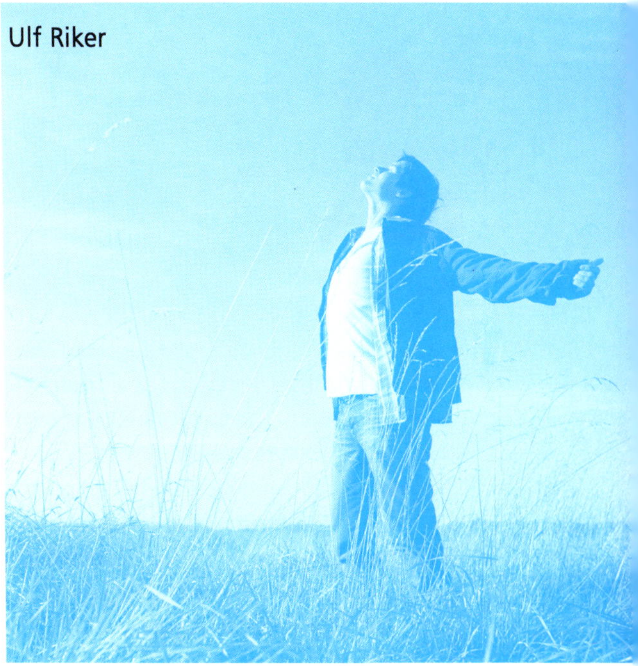

Homöopathie –
Leitfaden für Ihre erfolgreiche Behandlung

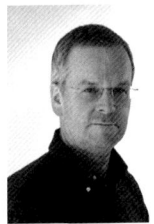

Der Autor

Dr. med. Ulf Riker, Jahrgang 1953, ist Arzt für Innere Medizin mit den Zusatzbezeichnungen „Homöopathie" und „Naturheilverfahren". Er war fünf Jahre Leitender Arzt eines internistischen Akutkrankenhauses mit naturheilkundlichem und homöopathischem Therapieschwerpunkt. Seit 1998 niedergelassen in eigener Praxis in München. Mietglied im Deutschen Zentralverein homöopathischer Ärzte e.V. (DZVhÄ) und in der Hahnemann-Gesellschaft. Weiterbildungsermächtigung der Bayerischen Landesärztekammer für den Bereich Homöopathie sowie Supervisionstätigkeit im Landesverband Bayern des DZVhÄ. Dr. Riker arbeitet seit mehr als 15 Jahren klassisch-homöopathisch.

© Buchreihe des Deutschen Zentralvereins homöopathischer Ärzte
Redaktion: Christoph Trapp
Am Hofgarten 5, 53113 Bonn
Tel. 0228 - 242 53 30, Fax 0228 - 242 53 31
presse@dzvhae.de, www.welt-der-homoeopathie.de

ISBN 3-939749-00-1 / ISBN 978-3-939749-00-4
1,00 Euro vom Verkaufspreis wird der Homöopathie-Stiftung gespend

Inhalt

Vorwort	6

Theorie 1

Geschichte	9
Grundlagen	11

Praxis 2

Fallaufnahme und Mittelfindung	31
Behandlungsverlauf	45
Handhabung und Dosierung der Arzneien	53
Schulmedizin und Homöopathie	58
Alles Placebo?	62

Service 3

Häufige Fragen und Antworten	67
Fachbegriffe und ihre Bedeutungen	80
Therapietagebuch	85
Literaturempfehlungen	89
Adressen	91
Register	92

Vorwort

Dieses Buch soll das Verständnis der Homöopathie in Theorie und praktischer Anwendung erleichtern und Sie während Ihrer eigenen homöopathischen Behandlung begleiten.

Erfolgreiches homöopathisches Behandeln setzt die konsequente Anwendung einer Technik der Anamnese-Erhebung und Mittelfindung ebenso voraus wie eine sorgfältige und geduldige Verlaufsbeurteilung. Nicht minder wichtig ist aber auch die Bereitschaft der Ärztin oder des Arztes zu forschender und fühlender Hingabe an seine Patienten. Diese sollten ihren therapeutischen Weg mit Geduld und Vertrauen gehen können. Wenn schließlich Linderung und Heilung erfolgt, offenbart sich das Wirken eines noch unerforschten Prinzips der Natur, das uns alle zu freudiger und demütiger Dankbarkeit führen kann.

Dr. Samuel Hahnemann, der Begründer der Homöopathie, rief seine Nachfolger auf: Macht's nach, aber macht's genau nach! Dieser Appell richtet sich auch heute an alle homöopathischen Ärztinnen und Ärzte. Um dieser Forderung aber nachkommen zu können, sind homöopathische Behandler auf die Mitarbeit mündiger und gut informierter Patientinnen und Patienten angewiesen. Hahnemann ließ seine gebildeten Patienten sein „Organon der rationellen Heilkunde" lesen, das Werk, das die theoretische Grundlage der Homöopathie beschreibt. So weit müssen Sie nicht gehen, doch für eine erfolgreiche Behandlung kann es nur von Vorteil sein, die Hintergründe der Homöopathie zu verstehen. Auch sollten Sie präzise und vollständige Informationen über das jeweilige Befinden und die Symptome der Krankheit liefern können, damit aus diesen Mosaiksteinchen das ganze Bild der Krankheit sichtbar wird und die entsprechend passende homöopathische Arznei gefunden werden kann.

Ich danke an dieser Stelle meinen Patientinnen und Patienten, die in den letzten Jahren mit ihren Fragen die entscheidenden Hinweise gegeben haben, wo und wann die Homöopathie einer genaueren Erklärung bedarf, damit die Behandlung möglichst effektiv und konsequent möglich wird. Vermutlich lässt aber auch dieses Buch noch einzelne Fragen unbeantwortet. Bitte wenden Sie sich in diesen Fällen an Ihren behandelnden homöopathischen Arzt oder Ihre homöopathische Ärztin!

Für Ihre bessere Orientierung haben wir wichtige Schlüsselbegriffe mit dem Symbol ➡ gekennzeichnet, ihnen ist jeweils ein eigener Abschnitt gewidmet.

Dr. med. Ulf Riker
München, Herbst 2006

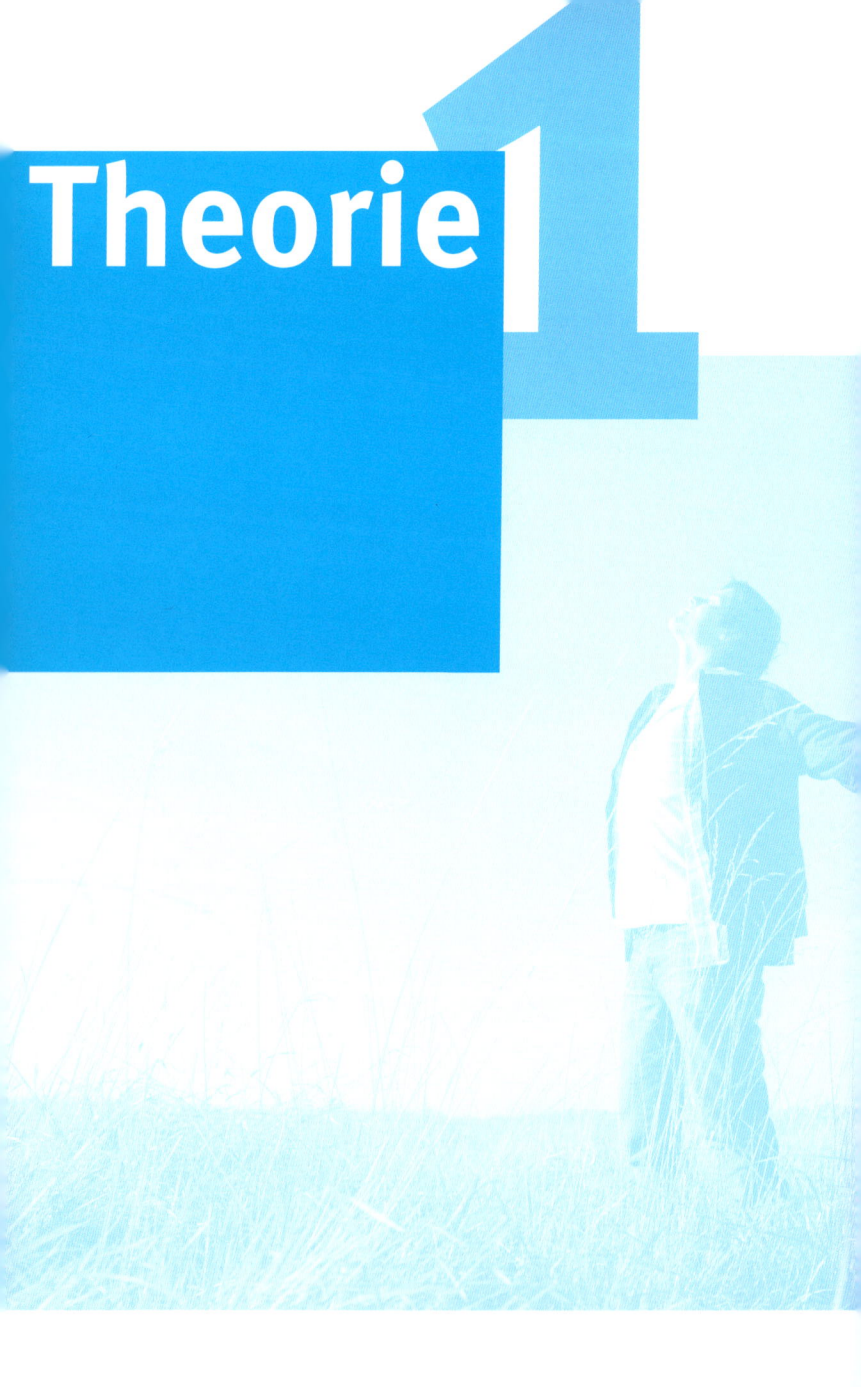
Theorie 1

Geschichte

Das Heilprinzip der Homöopathie wurde von dem Arzt und Apotheker Dr. Samuel Hahnemann, er wurde 1755 in Meißen geboren und starb 1843 in Paris, entdeckt und erstmals 1796 in der Fachzeitschrift *Hufelands Journal* veröffentlicht. 1810 erschien das grundlegende Werk der Homöopathie, das „Organon der rationellen Heilkunde", das ab der zweiten Auflage 1813 „Organon der Heilkunst" heißt.

Das Wort *Homöopathie* setzt sich aus den beiden griechischen Wörtern homoios (ähnlich) und pathos (Leiden) zusammen. Gemeint ist damit die ➡ **Ähnlichkeitsregel, die einer der Grundpfeiler der Homöopathie ist.**

Hahnemanns wissenschaftliches Konzept basiert auf folgenden Überlegungen und Voraussetzungen:

- *Jeder Heilung müssen beobachtbare Naturgesetze zugrunde liegen.*
- *Jede Krankheit ist ein dynamischer Prozess – entsprechend muss auch die Wirkung des Heilmittels dynamisch sein.*
- *Krankheit drückt sich nicht nur in objektiven Befunden, sondern auch in subjektiven Befindlichkeitsstörungen aus.*
- *Ein Patient benötigt für ein bestimmtes Krankheitsstadium jeweils nur ein genau passendes Heilmittel zur Heilung.*

Die von Hahnemann beschriebenen Regeln und Gesetze zur Heilung kranker Menschen bezeichnen wir heute als die ➡ **Klassische Homöopathie**. Ausgangspunkt dieser Heilmethode war ein von ihm im Jahre 1790 durchgeführter Selbstversuch, der ➡ **Chinarindenversuch**. Er war der Vorläufer der sogenannten ➡ **Arzneimittelprüfungen**, aus denen im Laufe der Zeit die äußerst zahlreichen ➡ **Arzneimittelbilder** zusammengesetzt wurden.

Die unmittelbaren Schüler Hahnemanns, Ernst Stapf und Clemens von Bönninghausen entwickelten seine Erkenntnisse in seinem Sinne weiter. In Amerika kam die Homöopathie im 19. Jahrhundert zu großer Blüte und ist unter anderem mit Namen wie James Tyler Kent, Constantin Hering, Adolf Lippe und William Boericke verbunden. In Europa hat Georgos Vithoulkas in unserer Zeit maßgeblich zu einem vertieften Verständnis unseres Arzneimittelwissens beigetragen. In Indien ist die Homöopathie ebenfalls weit verbreitet und wird unter anderem von Rajan Sankaran weiterentwickelt.

Die Homöopathie hat im Verlauf der letzten 200 Jahre zahlreiche Wandlungen durchgemacht und Ergänzungen erfahren, die sich in der Praxis mehr oder weniger bewährt haben. Sie bilden die Äste eines Baumes, dessen Stamm und Wurzeln Hahnemann und seine Schüler waren.

→ **Chinarindenversuch**

Bei der Übersetzung eines pharmazeutischen Werkes aus dem Englischen stieß Hahnemann auf die Erklärung, dass Chinarinde aufgrund der in ihr enthaltenen Bitterstoffe das Wechselfieber – die Malaria – heilen könne. Da er mit dieser Erklärung nicht zufrieden war, unternahm er einen Selbstversuch, was für einen Übersetzer wohl eher ungewöhnlich ist, und nahm die Medizin als Gesunder selbst ein. Das Ergebnis beschrieb er wie folgt:

> *„… die Füße, die Fingerspitzen usw. wurden mir erst kalt, ich ward matt und schläfrig, dann fing das Herz an zu klopfen, mein Puls ward hart und geschwind, eine unleidliche Ängstlichkeit, ein Zittern (aber ohne Schauder), eine Abgeschlagenheit durch alle Glieder, dann Klopfen im Kopfe, Röte der Wangen, Durst, kurz: alle mir sonst beim Wechselfieber bekannten Symptome erschienen nacheinander, doch ohne eigentliche Fieberschauder … Dieser Paroxysmus dauerte zwei bis drei Stunden jedesmal und erneuerte sich, wenn ich diese Mittelgabe wiederholte, sonst nicht…"*

Hahnemanns Schlussfolgerung war, dass ein Mittel zur Heilung nur dann und dadurch hilft, wenn und weil es ähnliche Zeichen und Symptome in einem gesunden Organismus hervorrufen kann.

Er bewertete also die selbst gemachte Erfahrung und Beobachtung höher als irgendeine Theorie und suchte mit naturwissenschaftlicher Gründlichkeit hinter den gemachten Erfahrungen ein Naturgesetz zu erkennen. Einige Ärzte seiner Zeit schlossen sich ihm an und begannen nun auch ihrerseits, Arzneien an sich auszuprobieren.

Grundlagen

→ Arzneimittelprüfung

Eine Arzneimittelprüfung ist die Methode, mit der man ein so genanntes → **Arzneimittelbild** erhält. Dabei nehmen die gesunden Prüfer ein in der Regel ihnen unbekanntes homöopathisches Mittel ein und notieren alle in ihrem Organismus entstehenden Veränderungen, die sie bisher oder in dieser Form bei sich nicht kannten. Diese Veränderungen können sich im Körperlichen in allen möglichen Organbereichen vom Kopf bis zu den Füßen, jedoch auch im psychischen und geistigen Bereich zeigen.

Wenn in einem homöopathischen Mittel kein wirksames Prinzip enthalten wäre, würden sich bei den gesunden Prüfern auch keine Veränderungen einstellen! Die Teilnahme an einer Arzneimittelprüfung kann also auch für Skeptiker eine Möglichkeit sein, sich von der Wirksamkeit der homöopathischen Arzneien zu überzeugen.

Die von den einzelnen Prüfern gemachten eigenen Beobachtungen werden dann zusammengetragen und zu einem Bild des geprüften Mittels zusammengesetzt. Es entsteht so ein Muster der Symptome und Erscheinungen, die dieses Mittel bei gesunden Menschen auslösen kann. Dabei kommt es häufig vor, dass bestimmte Mittel Erscheinungen in allen möglichen Organen und im psychischen Bereich hervorrufen, andere Mittel wiederum zeigen eine schwerpunktmäßige Wirkung nur in ganz ausgewählten und umschriebenen Teilbereichen des Organismus wie zum Beispiel der Haut oder im Bereich des Zentralnervensystems.

Eine besondere Aufgabe der Prüfer ist es, all die neu auftretenden Symptome daraufhin zu untersuchen, wie und wodurch sie sich beeinflussen lassen. Tritt beispielsweise ein Kopfschmerz auf, so ist neben der Beschreibung der genauen Lokalisation und speziellen Empfindungsqualität besonders wichtig herauszufinden, wodurch dieser Schmerz besser oder schlechter wird, wie der Prüfer sein neues Symptom also selbst positiv oder negativ beeinflussen kann. Wir nennen dies die Modalitäten eines Symptoms.

→ Arzneimittelbild

Ein Arzneimittelbild beschreibt zusammenfassend alle in den Arzneimittelprüfungen unter dem Einfluss des homöopathischen Mittels beobachteten Symptome und Erscheinungen auf körperlicher, emotionaler und geistiger Ebene. Meist entwickelt aber nicht jeder Prüfer alle Symptome des Mittels.

Die Symptome aller heute bekannten etwa 2.500 homöopathischen Heilmittel sind in mehr oder weniger umfangreichen Büchern niedergelegt, die *Materia medica* oder *Arzneimittellehren* genannt werden. In die Arzneimittelbilder gehen auch Kenntnisse aus der Toxikologie (Vergiftungswirkungen) bestimmter verwendeter Ausgangsstoffe ein, ebenso all jene Heilwirkungen, die erst in der konkreten Anwendung des Mittels am kranken Menschen gemachten und immer wieder bestätigt wurden.

Wir kennen so genannte *Polychreste* (griechisch: Vielkönner) mit sehr vielen Einzelsymptomen in zahlreichen Organbereichen: etwa Nux vomica, Brechnuss; Silicea, Kieselsäure oder Lycopodium, Bärlapp und eher *kleine Mittel* mit einem wesentlich enger umschriebenen Wirkbereich: etwa Euphrasia, Augentrost; Ruta, Weinraute oder Symphytum, Gemeiner Beinwell. Dazwischen gibt es eine große Zahl von Arzneien mit einem mehr oder weniger umfangreichen Mittelbild.

Die seit Hahnemann und seinen Nachfolgern bekannten Mittelbilder werden auch heute noch durch Erfahrungen und Beobachtungen ergänzt, insbesondere auch im Bereich psychischer Wirkungen; die alten

Erfahrungen und Erkenntnisse finden dabei regelmäßig und immer wieder ihre Bestätigung, die Mittelbilder stellen also in ihrem Kern einen nunmehr seit mehr als 200 Jahren sehr stabilen Erfahrungsschatz dar.

Vorsicht ist geboten bei kurzgefassten und eher kleinen Arzneimittellehren oder auch plakativen Darstellungen für Laien, da sie oft nur ein sehr vergröbertes Bild der Arznei wiedergeben. Je ausführlicher die Mitteldarstellungen sind, umso feiner sind auch die Nuancen des Mittels gezeichnet.

Man kann entsprechend der Erfahrungen vieler namhafter Homöopathen davon ausgehen, dass mit etwa 150 Arzneien circa 80 Prozent aller häufigeren Erkrankungen zumindest wesentlich gebessert, wenn nicht geheilt werden können.

Ein Beispiel: Kalium carbonicum

Es gibt bei vielen homöopathischen Arzneien bestimmte Kernelemente, die im Wesentlichen die Einsatzbereiche dieses Mittels beschreiben. Hierzu gehören:

- Zentrale Themen im Arzneimittelbild
- Bezug der Arznei zu bestimmten Organbereichen oder Funktionskreisen
- Modalitäten der Verbesserung und Verschlechterung
- Leitsymptome
- Psychische Auffälligkeiten

Zentrale Themen im Arzneimittelbild von Kalium carbonicum sind die Schwäche und ein starkes Kontrollbedürfnis.

Die Schwäche zeigt sich in den verschiedenen Organbereichen unterschiedlich: im Bereich des Bewegungsapparates fällt eine Schwäche der Muskulatur, der Sehnen und der Bänder auf, was zum Beispiel am Rücken zu dem Symptom führt: „Rückenschmerz im Lendenwirbelsäulenbereich, als würde die Wirbelsäule brechen / als wäre sie zerbrochen". An den Verdauungsorganen gibt es eine Schwäche der Verdauungsleistung, die zu Blähungen, Völlegefühl und Magenschmerzen gleich nach dem Essen führt. An Kalium carbonicum denken wir auch bei Krankheiten der Niere mit Ausscheidungsschwäche. Die Regulation des Wasserhaushaltes im Körper ist schwach, deshalb entstehen Flüssigkeitsansammlungen in bestimmten Gewebebereichen, zum Beispiel in Form von Schwellungen um die Augen oder als Ergüsse an der Lunge. Nach Verlust von Körperflüssigkeiten fühlt sich der Patient ausgesprochen geschwächt, etwa nach Durchfällen, nach Entbindung, nach Geschlechtsverkehr. Der Wärmehaushalt ist schwach, der Patient friert sehr leicht und ist schnell erkältet. Sein Immunsystem ist schwach und er reagiert empfindlich auf jeden Luftzug.

Begleitend zu dieser Schwäche fällt eine allgemeine Überempfindlichkeit für alle möglichen Reize und äußeren Einflüsse auf, beispielsweise gegen Schmerz, gegen Geräusche, gegen unerwartete Berührung, gegen Zugluft, gegen jede Störung ihrer Ordnung.

Hieraus kann eine Reizbarkeit resultieren, die durch Kleinigkeiten, aber auch auch vor der Menstruation oder nach Geschlechtsverkehr hervorgerufen wird.

Folge der – vielleicht nur unbewusst wahrgenommenen – Schwäche kann aber auch Ängstlichkeit und Furcht sein, zum Beispiel Furcht vor dem Alleinsein, vor Krankheiten, im Dunkeln, vor der Zukunft oder davor, die Kontrolle über sich und seine Mitmenschen oder sein äußeres Ordnungsgefüge zu verlieren.

Ein weiteres Thema sind Schmerzen, die meist als stechend oder scharf empfunden werden. Sie können als Ischias auftreten, vom Gesäß über die Oberschenkelrückseite sich nach unten erstrecken oder als Magenschmerz auf eine Schleimhautentzündung oder ein Magengeschwür hinweisen.

Ein drittes großes Thema sind Schweiße. Sie sind oft ebenfalls Ausdruck der Schwäche und folgen nicht selten körperlicher oder auch geistiger Anstrengung. Oft klagen die Patienten auch über Nachtschweiße oder übelriechenden Fußschweiß.

Mit einigen dieser Beispiele sind bereits die meisten Organbereiche angesprochen, zu denen Kalium carbonicum einen besonderen heilenden Bezug haben kann: Muskeln (Rückenmuskeln vor allem im unteren Bereich, Herzmuskel, Gebärmutter), innere Oberflächen (Schleimhäute des Magens, der Bronchien, der Blase; Rippenfell), Nieren und manchmal auch die Augen.

Von großer Wichtigkeit sind die Modalitäten der Besserung und Verschlechterung, weil mit ihrer Hilfe ähnliche Mittel voneinander unterschieden werden können, wenn sich in bestimmten Bereichen ihre Modalitäten gegensätzlich verhalten. Bei Kalium carbonicum sehen wir eine deutliche Verschlechterung durch Kälte in jeder Form: kalte Luft, kaltes Wasser, kalte Getränke, Winterzeit. Schmerzen werden schlimmer durch Liegen auf der betroffenen Region, also auch durch äußeren Druck. Verschlechternd wirken sich aber auch Wetterwechsel, die Zeit vor der Menstruation, der Zustand nach Entbindung oder nach Geschlechtsverkehr aus. Eine sehr wichtige und auffallende Verschlechterungszeit ist nach Mitternacht der Zeitraum zwischen zwei und vier Uhr. Nur wenige Modalitäten bringen eine Verbesserung: Wärme, Bewegung, Aufstoßen.

Besonders auffallende Leitsymptome, bei denen wir an Kalium carbonicum denken sind beispielsweise:
- Angst, die in der Magengegend („solar-plexus") empfunden wird
- Schwellung am inneren oberen Augenwinkel wie ein Säckchen
- fröstelig und schlimmer durch Kälte, insbesondere Zugluft
- Verlangen nach Süßigkeiten
- Erschöpfung nach Geschlechtsverkehr
- Gefühl, der Magen sei voll Wasser
- Menstruation zu früh und zu reichlich oder zu spät und zu schwach
- schlimmer nachts zwischen zwei und vier Uhr
- sehr trockene Haare
- leicht erkältet
- Atemnot, muss sich aufsetzen und mit Ellenbogen auf Knien abstützen
- rechtsseitiger Ischias

- Rückenschmerzen machen unruhig und treiben aus dem Bett
- Schlaflosigkeit, kann nicht loslassen und abschalten

Die psychische Konstitution ist oftmals gekennzeichnet durch ausgeprägtes Pflichtgefühl. Die Reaktionen sind oft emotionsarm, korrekt und von einem starken Bedürfnis nach Kontrolle über alle Gefühle und sämtliche Lebensbedingungen getragen. Es besteht eine Ängstlichkeit vor Krankheit, Dunkelheit und Alleinsein, die aber oft hinter einer Fassade rationaler Schilderungen verborgen bleibt. Oft handelt es sich um strukturkonservative Menschen, die jede Veränderung zu vermeiden suchen.

Wie jede andere homöopathische Arznei wird auch Kalium carbonicum nicht primär aufgrund der psychischen Konstitution verordnet, sondern vor allem unter Berücksichtigung dessen, was als Krankheit geheilt werden soll; hierzu muss die gewählte Arznei in bestmöglicher Ähnlichkeitsbeziehung stehen. Diese Ähnlichkeit umfasst in erster Linie Modalitäten und Leitsymptome sowie all jene subtilen Symptomdetails, die wir aus sorgfältigen Arzneimittelprüfungen von dieser Arznei kennen.

➜ Ähnlichkeitsregel

Es ist Hahnemanns großes Verdienst, diese zentrale Regel als Fundament der Homöopathie entwickelt zu haben.

„Similia similibus curentur"
Ähnliches soll durch Ähnliches geheilt werden

Eine Krankheit macht sich durch Symptome und Erscheinungen auf körperlicher, geistiger und seelischer Ebene bemerkbar. Der Organismus bringt sich in seinem Kranksein durch diese Phänomene zum Ausdruck, sie sind das Bild der Krankheit.

Um diese Krankheit homöopathisch zu heilen, muss ein Heilmittel gefunden werden, dessen ➜ **Arzneimittelbild** dem Bild der Krankheit möglichst ähnlich ist.

Das heißt, Arzneimittelbild und Bild der Krankheit müssen zueinander passen wie ein Schlüssel zum Schloss, und dabei darf der Schlüssel bekanntlich kein Barthaar zuviel oder zuwenig aufweisen!

Beispiel: Wenn ein Patient seine Magenschmerzen als hauptsächlich krampfartig beschreibt, so muss auch das für ihn passende homöopathische Heilmittel in seinem Mittelbild hauptsächlich krampfartige Beschwerden, zum Beispiel im Bereich des Magens haben. Ein Mittel, das am Magen hingegen eher brennende oder stechende Schmerzen in seinem Mittelbild hat, käme eher nicht in Frage.

Beispiel: Wenn ein Patient angibt, dass seine Kopfschmerzen im Liegen schlimmer werden, dann wird ihm eine Arznei nicht helfen können, in deren Mittelbild das Gegenteil, nämlich eine Besserung im Liegen bekannt ist.

→ Lebenskraft

Hahnemann sah in den Symptomen einer Krankheit nicht die Krankheit selbst, sondern nur ihren äußeren oder den sicht- und messbaren Ausdruck.

Für ihn lag allen Krankheiten eine mehr oder weniger tief greifende Störung der → **Lebenskraft** zugrunde. Diese Störung der inneren Ordnung und Harmonie ist die Voraussetzung dafür, dass beispielsweise Viren oder Bakterien unseren Organismus krank machen können. Auch eine individuell besondere Empfänglichkeit für psychische Kränkungen führt beim einen zur Krankheit, während ein anderer eine ähnliche Kränkung problemlos bewältigt.

Wir erkennen als Homöopathen in den Symptomen einer Krankheit bereits den Versuch der Lebenskraft, die gestörte Ordnung selbst wieder ins Lot zu bringen; die Erscheinungen des Krankseins sind also bereits der Ausdruck eines Selbsthilfeversuches des Organismus in Richtung Gesundheit.

Das Muster der individuellen Symptome weist uns dabei den Weg zu demjenigen homöopathischen Mittel, das in der Lage ist, den Selbsthilfeversuch des Körpers sinngemäß und zielgerichtet zu unterstützen und so zur Heilung zu führen.

Für unser naturwissenschaftlich geschultes Denken ist das Thema „Lebenskraft" vielleicht am schwersten nachvollziehbar. Und dennoch hat jeder von uns zu unterschiedlichen Zeiten seines Lebens schon Phänomene erlebt, in denen etwas Ähnliches spürbar wird; etwa, wenn wir uns von einer schweren Krankheit erholen die messbaren Befunde haben sich bereits normalisiert und eigentlich müssten wir bereits gesund sein, aber wir fühlen uns noch nicht so, wir sind nicht mehr krank und noch nicht wirklich gesund, wir sind noch erschöpft und matt von der durchgemachten Krankheit, unsere Lebenskraft ist noch nicht vollständig wiederhergestellt.

Oder: Ein Schicksalsschlag hat uns getroffen, wir fühlen uns erschlagen, wir haben keine Energie mehr, unseren Alltag zu bewältigen, unser Körper zeigt Symptome, die an eine schwere Krankheit denken lassen und dabei sind alle Ergebnisse der anerkannten schulmedizinischen Untersuchungen unauffällig.

Vielleicht kann uns das folgende Beispiel als Modell zum Verständnis dienen:

Wenn ein Schriftsteller einen Roman schreibt, so existiert der Stoff zunächst nur in nicht-materieller Form, also in seinem Kopf. Erst dadurch, dass er zum Stift greift und seinen Stoff zu Papier bringt, materialisiert sich der Roman, und erst wenn er gedruckt ist können wir ihn im Laden kaufen und nach Hause tragen.

Entsprechend stellen wir uns die Initialzündung einer Krankheit als nichtmaterielles Ereignis vor, das zu einer Störung oder Schwächung der

Lebenskraft, also zu einem energetischen Phänomen führt. Erst hierdurch entwickeln sich in der Folge sicht-, mess- und spürbare Erscheinungen von Kranksein, erst dann haben wir zum Beispiel eine Grippe.

Wenn nach homöopathischem Verständnis die Ursache einer Krankheit eine energetische ist, so muss das therapeutische Wirkprinzip zur Behandlung dieser Krankheit ebenfalls ein energetisches sein. Dies findet seinen Ausdruck in der Tatsache, dass homöopathische Mittel ➜ **potenzierte Arzneien** sind.

Das Krankheitsverständnis der Homöopathie bedeutet weiterhin, dass es nicht darum geht, eine isolierte Krankheit mit ihren speziellen Symptomen möglichst rasch zum Verschwinden zu bringen, sondern den ganzen Menschen, der aufgrund einer Anfälligkeit seiner so genannten ➜ **Konstitution** eine Krankheitsbereitschaft in sich trägt, in eine gesündere und stabilere körperliche und seelische Reaktionslage zu bringen. Bei der Homöopathie handelt es sich also im besten Sinne um eine ganzheitliche Therapie des kranken Organismus.

Ein meist sehr ausführliches ➜ **Anamnesegespräch** zu Beginn einer Behandlung dient der ➜ **Arzneimittelfindung**. Dabei geht es darum, die aktuelle Krankheit und die individuelle Krankheitsbereitschaft zu erkennen.

➜ Konstitution

Hierunter verstehen wir die anlagebedingte Reaktionsbereitschaft eines menschlichen Organismus auf die unterschiedlichsten Reize und Einflüsse, denen wir in unserer Umwelt ausgesetzt sind. Die Konstitution ist uns in die Wiege gelegt, unterliegt aber auch vielfältigen Modifizierungen im Laufe unseres Lebens. Sie ist also durch Erziehung, Lebensstil, Umwelteinflüsse, aber auch nach Krankheiten und Impfungen wandelbar.

Unter ➜ **Konstitutionsmitteln** verstehen wir homöopathische Arzneien, die in der Lage sind, unsere Konstitution tiefgehend zu beeinflussen und zu stärken.

→ Potenzierte Arzneien

Die Lebenskraft ist ein nicht-materieller, vielmehr energetischer oder auch dynamischer Lebensprozess. In unserer heutigen Zeit können wir dieses Prinzip in Anlehnung an die Kybernetik auch als eine Form der Information verstehen.

Entsprechend wirken die homöopathischen Arzneien ebenfalls energetisch oder im Sinne einer Informationsübertragung. Das passende homöopathische Mittel überträgt dem kranken Organismus die spezielle Information, die er benötigt, um in einer bestimmten Krankheitsphase wieder zu Gesundheit und innerer Ordnung zurückzufinden.

Hahnemann hat ein spezielles Verfahren der Arzneimittelherstellung entwickelt, durch welches die Ausgangssubstanz immer weiter entmaterialisiert, ihr Informationsgehalt oder ihre spezifische Energie aber immer weiter verstärkt wird. Er nannte dieses Verfahren Potenzierung. Dabei wird der Ausgangsstoff der Arznei mit Alkohol oder Milchzucker stufenweise verdünnt und verschüttelt oder verrieben. Die Potenzierung ist also weit mehr als eine bloße Verdünnung!

Wird die Ausgangssubstanz mit der Trägersubstanz im Verhältnis 1:10 verdünnt und verschüttelt oder verrieben und dieser Schritt immer wieder mit der jeweils letzten Verdünnungsstufe fortgeführt, so entstehen die so genannten D-Potenzen (Dezimal). Die anschließenden Zahlen, also D 4, D 12 etc. geben an, wie oft dieser Potenzierungsvorgang wiederholt wurde.

Wird dieser Prozess sinngemäß mit Verdünnungsstufen von jeweils 1:100 durchgeführt, so entstehen die C-Potenzen (Centesimal).

Die niedrigen Potenzen, zum Beispiel die D 4 bis D 12 (oder C 3 bis C 6), können je nach Krankheitssituation täglich mehrfach eingenommen werden, hohe Potenzen, das sind zum Beispiel die C 30 bis C 200 (oder D 30…), werden zunächst nur einmalig eingesetzt, ihre Wiederholung hängt vom beobachteten Heilungsverlauf ab und erfolgt nur nach Rücksprache mit dem homöopathischen Arzt oder der homöopathischen Ärztin!

In hohem Alter hatte Hahnemann eine dritte Form der Arzneizubereitung entwickelt, die so genannten Q- oder LM-Potenzen. Hierbei handelt es sich um eher niedrigere, aber besonders hochverdünnte Hochpotenzen von hohem Verdünnungsgrad, die aber Dank ihrer eher sanften Wirkung auch täglich verabreicht werden können. Sie haben den Vorteil, dass sie sich durch Variation der Dosierung und der Dosierungsintervalle sehr gut dem aktuellen Krankheitszustand anpassen oder steuern lassen. Es besteht dabei aber auch die Schwierigkeit, dass der Patient sehr gut über die Wirkung unterrichtet sein und die Symptomentwicklung der Krankheit sehr genau beobachten muss, um eine Überdosierungen, die eine unfreiwillige Arzneimittelprüfung zur Folge hätte, zu vermeiden.

➜ Ausgangssubstanzen

Als Ausgangsmaterial zur Herstellung der homöopathischen Arzneien dienen mineralische – zum Beispiel Calcium carbonicum, Austernschalenkalk oder Sulfur, der Schwefel – tierische – zum Beispiel Lachesis, Gift der Buschmeisterschlange, und pflanzliche – zum Beispiel Pulsatilla, Wiesen-Küchenschelle-Substanzen. Hinzu kommen Krankheitsprodukte, die so genannten Nosoden – zum Beispiel Tuberculinum. Bei hohem Verdünnungsgrad (etwa ab D 8 bzw. C 4) haben die Arzneien keine Giftwirkung oder Ansteckungsfähigkeit mehr, selbst wenn die Ausgangssubstanz giftig war, wie zum Beispiel Belladonna oder Arsenicum album.

➜ Arzneimittelfindung

Die Störung der Lebenskraft macht sich im Krankheitsfalle im Befinden des ganzen Menschen bemerkbar, auch wenn die schulmedizinische Diagnose nur einen bestimmten Organbereich oder Funktionskreis als krank erkennt.

Es ist die Aufgabe des homöopathischen Arztes oder der homöopathischen Ärztin, sich im ➜ **Anamnesegespräch – der Fallaufnahme –** einen Überblick über die Symptome der aktuellen Krankheit zu verschaffen, aber auch über die individuellen Begleitphänomene des einzelnen Menschen in seiner Krankheit. Zum Beispiel ob er dabei stark friert, oder übelriechenden Schweiß absondert, ob sein Schlaf gleichzeitig in besonderer Weise gestört ist oder ob er sich auffällig benimmt oder deprimiert oder reizbar fühlt.

Der Arzt muss also sowohl das schulmedizinisch bekannte Krankheitsbild erkennen und die eventuell erforderliche weitere Diagnostik einleiten, als auch den damit verbundenen seelischen und geistigen Zustand des Kranken wahrnehmen. Außerdem muss er in seine Überlegungen die Frage einbeziehen, warum dieser Mensch gerade zu diesem Zeitpunkt seines Lebens krank wurde, ob es also eine plausible und zeitnahe Ursache oder Auslösung für sein Krankwerden gibt. Hinzu kommen Beobachtungen und Informationen zur gesundheitlichen Gesamtentwicklung dieses Menschen und zu seinen besonderen Anfälligkeiten, zu seiner ➡ **Konstitution**.

Gerade bei ➡ **chronischen Krankheiten** ist es wichtig, im Anamnesegespräch möglichst alle Stationen der gesundheitlichen Entwicklung und sämtliche, auch feine körperliche und seelische Ausdrucksmerkmale und Phänomene des Kranken vollständig zu erkennen, zusammenzutragen und ernst zu nehmen.

Hahnemann wies im *Organon der Heilkunst* im Paragraf 153 darauf hin, dass gerade auch die besonders eigentümlichen und evtentuell selten zu beobachtenden Phänomene eines Organismus hervorragende Bedeutung beim Auffinden des richtigen Mittels haben können.

Beispiel: Eine Patientin mit Neurodermitis, also einer allergischen Erkrankung der Haut (Ekzem), erwähnt auf Nachfrage und eher beiläufig, dass sie vermehrten Speichelfluss habe, wenn sie sich zum Schneiden ihrer Zehennägel bücke. Dieses Phänomen hat mit der Neurodermitis überhaupt nichts zu tun, ist aber für diese Patientin und ihre Konstitution typisch. Es ist ein sehr seltenes, dabei auffälliges Zeichen, das Hinweis gibt auf den Boden, auf dem die Krank-

heit wächst. Dieses feine Symptom bildet den „Schlüssel" für Graphites als einzigem für diese Patientin passenden Heilmittel. Unter regelmäßiger Gabe von ansteigenden Q-Potenzen geht die Neurodermitis fast vollständig zurück.

Dieses genannte Symptom „vermehrter Speichelfluss beim Bücken" ist einerseits an sich auffällig, andererseits aber im Sinne des Paragrafen 153 deshalb so wichtig, weil der Speichelfluss hinsichtlich seines Auftretens sehr genau beschrieben ist: er tritt vermehrt nämlich nur beim Bücken auf, nicht aber zum Beispiel in anderen denkbaren Situationen, wie beim Essen, nachts oder bei Hunger. Dieses Beispiel soll also auch Ihnen als Patienten den Hinweis geben, wie wichtig eine möglichst detailgetreue Beobachtung und Wiedergabe beobachtbarer Phänomene und Erscheinungen Ihres Organismus ist, damit die passende Arznei möglichst sicher identifiziert werden kann!

Um allen diesen Aspekten gerecht zu werden, ist ein erstes Anamnesegespräch zeitaufwändig und dauert bis zu zwei Stunden, manchmal auch noch wesentlich länger. In vielen Fällen muss Ihr Arzt im Anschluss an das Gespräch weitere Zeit zum Studium der Literatur und zum abwägenden Vergleich ähnlicher in Frage kommender Arzneien aufwenden, bevor er sich nach reiflicher Überlegung zu einer Mittelverschreibung entschließt.

Dieser Zeitaufwand ist selbstverständlich abhängig von verschiedenen Faktoren, besonders von der Schwierigkeit und Chronizität der Krankheit. Er wird aber auch davon abhängig sein, wie präzise, vollständig und flüssig Sie Ihre Symptome und Beschwerden beschreiben können.

Es ist sicherlich nachvollziehbar, dass ein solches aufwändiges Erstgespräch auch die entsprechenden ➡ **Kosten** erklärt. Dafür liegen die Folgekosten, dazu gehören Folge-Konsultationen und die Arzneien, in einem Bereich, der die Klassische Homöopathie gerade auch bei chronischen Krankheiten zu einer äußerst preiswerten Alternative zur herkömmlichen, schulmedizinischen (allopathischen) Therapie macht.

→ Konstitutionsmittel

Konstitutionsmittel sind sehr tief wirkende homöopathische Arzneien, die in der Lage sind, unsere Gesundheit – seelisch und körperlich – wesentlich zu stärken. Selbstverständlich können sie nicht das verändern, was uns in die Wiege gelegt wurde; sie können jedoch Einfluss auf das nehmen, was uns im Laufe unseres Lebens schwächend beeinflusst hat und können die Folgen wiederkehrender Krankheiten, von Impfungen, Verletzungen – im körperlichen wie im seelischen Bereich (!) – und von ungünstigen Behandlungen schulmedizinischer Art beheben. Zumeist sind es große homöopathische Mittel mit einem breit gefächerten Arzneimittelbild; aber auch kleine Mittel, die eher selten verschrieben werden, können im Einzelfall den Rang eines Konstitutionsmittels einnehmen.

Oft sind jedoch auf unsere eigentliche Konstitution Schichten verschiedener Krankheiten mit entsprechenden Symptomen aufgelagert, die als solche durch die entsprechend passenden Arzneien abgetragen werden müssen, bis am Ende wieder das eigentliche Bild unseres Konstitutionsmittels auftaucht.

Andererseits gibt es Menschen, die im Rahmen unterschiedlicher äußerer Einflüsse in den entsprechenden Schichten immer mit Symptomen reagieren, die auf ein und dasselbe Arzneimittel hinweisen.

Wenn sich eine Arznei zum Beispiel bei einer chronischen Krankheit oder Krankheitsanfälligkeit sehr gut bewährt hat, so kann man oft, aber doch nicht immer (!), davon ausgehen, dass dieses Mittel mit seiner tiefgreifenden stärkenden Wirkung auf die Konstitution bei diesem Menschen auch in akuten Krankheiten, wie zum Beispiel bei einem fieberhaften Infekt, eine heilende Wirkung entfalten wird.

→ Akute Erkrankungen

Hahnemann hat mit den ihm zu seiner Zeit bereits bekannten homöopathischen Mitteln sehr häufig akute Krankheiten erfolgreich behandelt. Unter akuten Krankheiten verstand er solche, die der Organismus noch aus eigener Kraft überwinden kann oder die ohne Akutbehandlung die Lebenskraft überfordern.

Beispiel: Belladonna, die Tollkirsche, kann dem Organismus helfen, einen hochfieberhaften akuten Infekt zu überwinden, wenn Symptome vorhanden sind, die auf Belladonna als passende Arznei hinweisen. Das Mittel muss aber genau stadiengerecht zur Anwendung kommen; es wird wenig oder nichts mehr bewirken, wenn das Belladonna-Stadium der Krankheit bereits überschritten und ein anderes Symptombild in Erscheinung getreten ist.

In seiner Praxis fiel es Hahnemann jedoch auf, dass er mit dieser erfolgreichen Behandlung nicht verhindern konnte, dass derselbe Patient früher oder später erneut akut krank werden konnte, entweder mit derselben, einer ähnlichen, aber stärkeren oder auch einer anderen akuten Krankheit. Es war für ihn eine große Herausforderung zu ergründen, warum es ihm nicht gelang, seine Patienten wirklich dauerhaft gesünder zu machen. Das Ergebnis seiner Forschungen legte er in einem umfangreichen Werk, *Die Chronischen Krankheiten* nieder.

➜ Chronische Krankheiten

Als chronisch sah er Krankheiten an, welche die Lebenskraft nicht mehr alleine überwinden konnte und die langsamer oder schneller bis zum Tode fortschritten, wenn nicht adäquat darauf reagiert würde. Als Ursache der Chronifizierung erkannte er vor allem ungünstige therapeutische Maßnahmen, welche nach seinem ➜ **Krankheitsverständnis** die Selbstheilungsversuche des Organismus, wie etwa Fieber, nicht ernst nahmen, sondern im Sinne einer ➜ **Unterdrückung** nur darauf abzielten, die Symptome und Erscheinungen der Krankheit möglichst rasch zum Verschwinden zu bringen.

Hahnemann hat hier die bislang erste und einzige Theorie zum Chronischwerden von Krankheiten entwickelt, die Miasmen-Lehre.

Chronische Krankheiten erfordern sowohl vom Patienten als auch vom homöopathischen Arzt sehr viel Geduld im Behandlungsverlauf. Wir können nicht erwarten, dass Krankheiten, deren Initialzündung womöglich bereits Jahre zurückliegt und die bereits sicht- und messbare Befunde und strukturelle Organveränderungen hervorgerufen haben, innerhalb kurzer Zeit geheilt oder auch nur wesentlich gebessert werden können. Auch die bestgewählte homöopathische Arznei benötigt Zeit, um ihre lindernde und im Idealfall tatsächlich heilende Wirkung gerade bei schwereren chronischen Krankheiten zu entfalten!

Als Patient sollten Sie aber wissen, dass Hahnemanns Erkenntnisse auch heute immer wieder ihre praktische Bestätigung finden, und zwar sowohl im jeweiligen Therapieverlauf als auch ansatzweise in neueren medizinisch-wissenschaftlichen Forschungsergebnissen!

➙ Unterdrückung

Hahnemann machte folgende Beobachtung: Wird eine Hautveränderung, zum Beispiel ein juckender Hautausschlag durch äußere Maßnahmen zum Verschwinden gebracht, so ist damit der Organismus nicht zwangsläufig auch gesünder geworden, sondern sucht sich nun möglicherweise einen anderen Bereich, meist tiefer im Inneren und oftmals auch bedrohlicher, um sein unvermindertes Kranksein zum Ausdruck zu bringen.

Nur bei besonders guter ➙ **Lebenskraft** lässt sich der Organismus diese Manipulation nicht bieten und bringt nach Beendigung der äußerlichen Therapie die alten Symptome an der Haut wieder hervor.

Werden die Bemühungen der Lebenskraft um Stabilisierung der Gesundheit also missachtet, droht eine womöglich schwerere Krankheit, deren Behandlung ebenfalls entsprechend schwieriger sein wird.

Beispiel: Wird eine allergische, juckende Hauterkrankung wie die Neurodermitis äußerlich oder innerlich mit cortisonhaltigen Präpa-

raten behandelt, so verschwindet zwar – meist vorübergehend und nur solange das Cortison zur Anwendung kommt – die lästige Hauterscheinung und der Patient fühlt sich verständlicherweise zunächst wohler und gesünder. In nicht seltenen Fällen entwickelt dieser Organismus aber früher oder später zum Beispiel ein allergisches Asthma. Diese Erkrankung ist ungleich bedrohlicher als es die Hautkrankheit war, sie ist von der Oberfläche des Organismus vertrieben worden und nun tiefer eingedrungen und hat einen Organbereich erfasst, der überlebenswichtig ist!

Umgekehrt kann es im Laufe einer homöopathischen Behandlung vorkommen, dass eine innere Erkrankung subjektiv und objektiv besser wird, dafür aber wieder eine früher durchgemachte Hauterkrankung auftritt. Diese kann für den Patienten unter Umständen sogar lästiger sein als seine bisherige innere Erkrankung. Dieser biologische Prozess erfordert vom Patienten sehr viel Verständnis und Geduld, der behandelnde homöopathische Arzt oder die Ärztin ist verpflichtet, seinen Patienten aufzuklären und durch diese Phase seiner Krankheit mit Einfühlungsvermögen und therapeutischer Weitsicht zu begleiten!

→ Erstreaktion oder „Erstverschlimmerung"

Nach Einnahme einer homöopathischen Arznei kann es innerhalb von Stunden bis Tagen zu Reaktionen kommen, die Sie bereits als Zeichen einer einsetzenden Mittelwirkung und beginnenden Heilung werten können.

Vorübergehend kann es zur Verstärkung der bestehenden Beschwerden kommen, in der Folge auch zum flüchtigen Auftreten früherer Krankheitsphasen. Diese anfänglichen Reaktionen können auch in Form von Stimmungsschwankungen, tiefer Müdigkeit oder Träumen auftreten. Sie sind meist von der Höhe der gewählten Potenz des Mittels abhängig, bei niedrigen Potenzen verläuft diese Reaktion meist unmerklich ab.

Die Erstverschlimmerung ist als Zeichen dafür zu verstehen, dass der kranke Organismus die Information der gewählten homöopathischen Arznei verstanden hat und beginnt, darauf zu reagieren. Von einer Erstverschlimmerung können wir allerdings nur dann sprechen, wenn hinterher auch eine deutliche und anhaltende Besserung eintritt! Tritt nur eine vorübergehende Verschlimmerung ein mit nachfolgendem Einpendeln auf dem vorausgehenden Krankheitsniveau, so war die Arznei nicht optimal gewählt. Im Fußball-Jargon könnte man von einem Pfostenschuss sprechen.

Für Sie ist es wichtig, auf diese Reaktionen sehr genau zu achten und Ihren homöopathischen Arzt darüber zu informieren, da diese Phänomene sehr wichtig zur Einschätzung des weiteren Verlaufes sein können!

→ Klassische Homöopathie

Wenn Sie bis hierher gelesen haben, wurde Ihnen klar, dass die Homöopathie Hahnemanns darauf abzielt, für jeden individuellen Krankheitszustand ein einziges homöopathisches Mittel zu finden, das aufgrund der ganz besonderen Ähnlichkeit seines Arzneimittelbildes mit dem aktuellen Symptombild der Krankheit das Passende sein muss.

Es gibt einige Therapierichtungen, die mit der Klassischen Homöopathie oft verwechselt werden und davon abgegrenzt werden müssen: → **Komlexmittel-Homöopathie**, → **Anthroposophische Medizin**, → **Elektoakupunktur nach Voll**, → **Bioresonanz-Therapie**, → **Schüssler-Salze**, → **Bachblüten-Therapie**. Kurze Anmerkungen zu diesen Therapierichtungen finden Sie ab Seite 67.

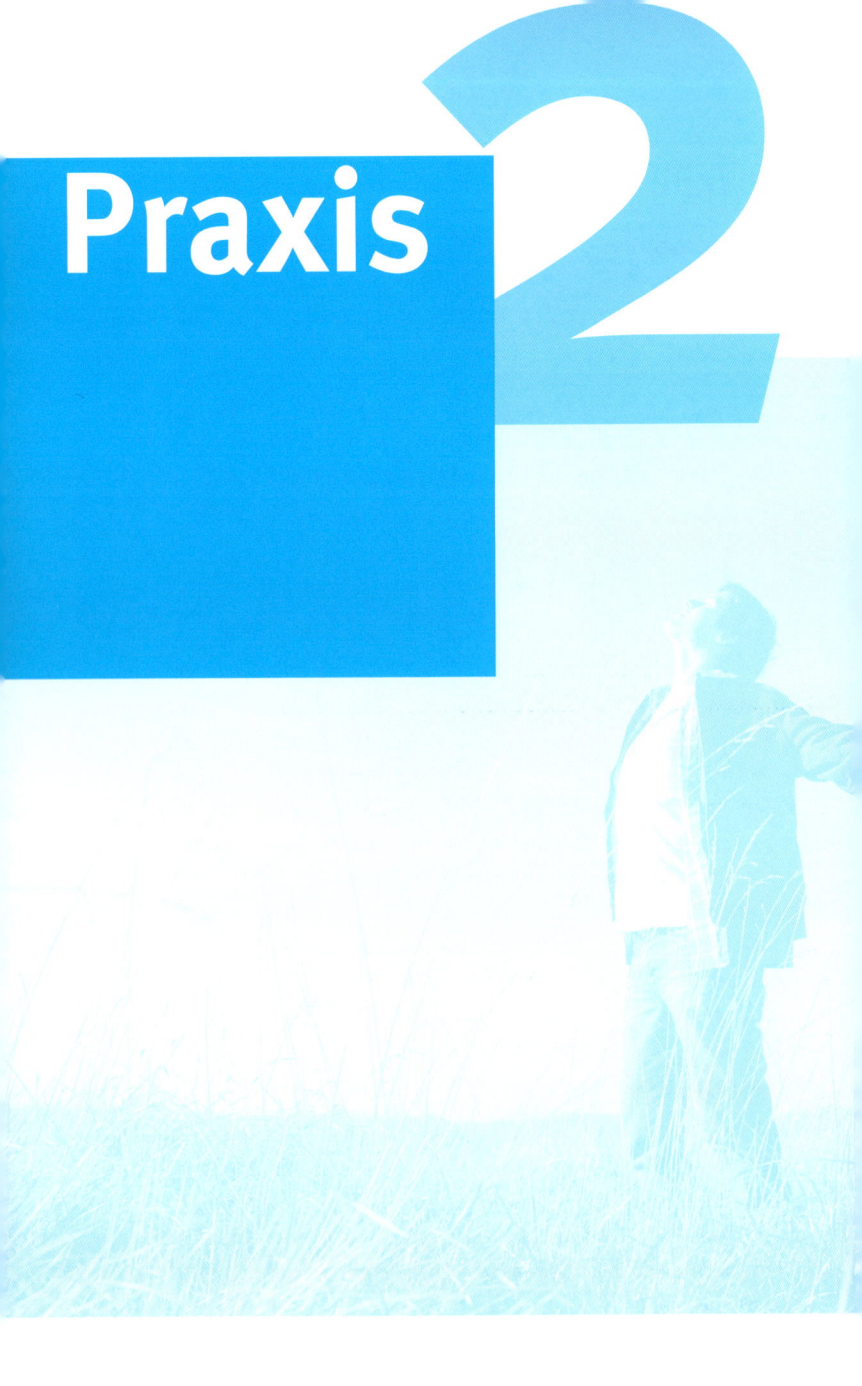

Fallaufnahme und Mittelfindung

→ Zeichen-Sprache des Organismus

Wenn unser Organismus in seiner → **Lebenskraft** gestört oder geschwächt ist, entsteht Krankheit. Diese macht sich in sehr unterschiedlichen Symptomen und Erscheinungen bemerkbar.

Ein Teil der entstehenden Symptome ist für die spezielle Krankheit typisch, das heißt, dass diese Symptome bei fast allen Patienten in ähnlicher oder gleicher Weise bei dieser Krankheit auftreten. Wir nennen sie die pathognomonischen Symptome. So geht beispielsweise ein Halsinfekt mit Streptokokken zumeist mit Eiterbildung auf den Rachenmandeln und Fieber oder ein Insektenstich mit Schwellung einher.

Ein anderer Teil der entstehenden Symptome und Erscheinungen ist eher für den Patienten typisch. Grundlage für diese Gruppe von Symptomen ist die → **Konstitution** des Patienten, und diese wiederum bedingt die besonderen Schwachstellen des einzelnen Patienten oder seine immunologischen, vegetativen, psychischen und geistigen Reaktionsmöglichkeiten. Diese Symptome stellen die für die Homöopathie besonders wichtigen individuellen Symptome dar. Hierin unterscheiden sich unterschiedliche Menschen bei gleicher schulmedizinischer Diagnose oft sehr deutlich! Ein Patient mit typischer Streptokokken-Angina kann beispielsweise über großen Durst klagen oder überhaupt keinen Durst haben, seine Halsschmerzen können als brennend, stechend oder drückend wahrgenommen werden, er kann in dieser Krankheit sehr gereizt oder auch still und zurückgezogen reagieren.

Beide Gruppen von Symptomen gehören im Einzelfall zu dieser Krankheit, objektive Befunde, wie etwa ein positiver Rachenabstrich-Befund und subjektives Befinden, beispielsweise eine stechende Schmerzcharakteristik, gehören zusammen. Sie stellen die objektive und subjektive Wahrheit der Krankheit dar und müssen dementsprechend auch wahrgenommen werden!

Wir können uns die einzelnen Krankheitssymptome wie die verschiedenen Teile eines Puzzles vorstellen: Das Bild des Puzzles wird erst dann vollständig erkennbar, wenn alle Teilchen sorgfältig zusammengesucht und entsprechend geordnet werden.

Wir können uns eine Krankheit mit ihren Symptomen aber auch wie die Melodie eines Liedes oder Musikstückes vorstellen: Die einzelnen Töne, ihre Abfolge und deren Rhythmus lassen meist unverwechselbar erkennen, um welches Stück es sich handelt.

Auf diese Weise entwickelt jeder Mensch im Krankheitsfall seine besondere und individuelle Melodie. Diese zu erkennen bedarf es der homöopathischen Anamnese. Sie ist damit zentrales Kernstück jeder erfolgreichen homöopathischen Therapie!

Aufgaben des homöopathischen Arztes

Homöopathen lernen in ihrer Ausbildung eine große Zahl homöopathischer Arzneien kennen. Dabei legen sie besonderes Augenmerk auf die markanten Einzelheiten jedes homöopathischen ➡ **Arzneimittelbildes**, das heißt auf das, was diese Arznei im Sinne ihrer Heilwirkung besonders gut kann. Das Studium der Arzneimittelbilder kann man vergleichen mit dem, was ein Musiker macht, wenn er sich die Noten oder die Partitur des Musikstückes genau einprägt, bis er das Stück im Kopf hat und vielleicht auswendig spielen oder dirigieren kann.

Hört der Musiker nun eine bestimmte Melodie, so kann er oft schon nach wenigen Tönen oder Takten erkennen, um welches Stück es sich handelt. Ähnlich muss der Homöopath beim Hören oder Wahrnehmen des Symptomen-Musters des Patienten mehr oder weniger sicher die Melodie eines bestimmten Arzneimittels erkennen, das sein Patient aktuell zur Heilung benötigt.

In der homöopathischen Anamnese laufen bei Ihrem homöopathischen Arzt oder Ihrer homöopathischen Ärztin zahlreiche gedankliche Prozesse nebeneinander ab:

- Zuhören, was Sie sagen.
- Heraushören, was Sie vielleicht (noch) nicht gesagt haben oder was Sie mit Ihren Worten vielleicht gemeint haben. Dabei ist natürlich größte Vorsicht im Spiel, damit nichts in Ihre Schilderung hineininterpretiert wird, was gar nicht stimmt!
- Sehen, Riechen und Tasten mit allen zur Verfügung stehenden Sinnen, um alle Mosaiksteinchen der Krankheit auch tatsächlich wahrzunehmen.
- Aufschreiben, was Sie gesagt haben.
- Übersetzen Ihrer Schilderung in die Sprache der homöopathischen Bücher und ihrer Rubriken.
- Nachfragen mit dem Ziel, in allen Krankheitsbereichen ein jeweils ➜ **vollständiges Symptom** zu erhalten.
- Erkennen einer oder mehrerer in Frage kommender Arzneien anhand der roten Fäden in Ihrer Symptomatologie, die dementsprechend auch von der richtigen Arznei als Mosaiksteinchen bekannt sein müssen.
- Differenzieren, welches der in Frage kommenden Arzneimittel vermutlich das am besten Passende sein wird; dies setzt eventuell auch das
- Nachlesen in den Büchern voraus, in denen die zahlreichen ➜ **Arzneimittelbilder** ausführlich beschrieben sind.
- Finden der passendsten Arznei!

Neben diesen für die homöopathische Arzneifindung wichtigen Schritten wird sich Ihr homöopathischer Arzt oder Ihre homöopathische Ärztin noch folgende weitere Gedanken machen:
- Um was für eine Krankheit handelt es sich im schulmedizinischen Sinne?
- Welche diagnostischen Schritte sind noch erforderlich, um die Krankheit sicher einordnen zu können?
- Wie wäre der Spontanverlauf dieser Krankheit im Falle fehlender wirksamer Behandlung?
- Welche Komplikationen könnten im Verlauf auftreten?

- Welche Prognose hat die Erkrankung aus schulmedizinischer Sicht, was lässt sich lindern, was kann geheilt werden?
- Welche Nebenwirkungen hätte im Einzelfall eine schulmedizinische Therapie?

Zum Schluss wird Ihr Arzt versuchen, die homöopathischen und die schulmedizinischen Gedanken zusammenzufügen mit dem Ziel, eine möglichst individuelle und erfolgreiche Therapie festzulegen:

- Wie sicher bin ich mir mit der homöopathischen Arzneiwahl?
- Was kann die homöopathische Arznei besser als die ebenfalls in Frage kommende allopathische Behandlung?
- Wie schnell kann das homöopathische Mittel seine Wirkung vermutlich entfalten?
- Wie vollständig wird die Homöopathie können, was wir von ihr erwarten?
- Ist in kritischen Situationen eventuell eine Kombination aus Schulmedizin und Homöopathie notwendig?
- Kann ich mit der einen oder der anderen Behandlungsweise die Krankheit tatsächlich heilen, oder wird man sich mit einer Linderung von Beschwerden zufrieden geben müssen?

Für den Patienten ist in jedem Falle von größter Wichtigkeit, dass seine Krankheit sicher und effektiv behandelt wird. Es nutzt im Einzelfall wenig, sich eine homöopathische Therapie zu wünschen oder auch empfohlen zu bekommen, wenn die ausgewählte Arznei nicht das erfüllen kann, was Patient und Therapeut von ihr erwarten: der Patient ist dann de facto ohne wirksame Therapie!

Gewissenhafte homöopathische Ärztinnen und Ärzte erbringen also eine äußerst komplexe Leistung, die selbstverständlich Wissen, Erfahrung und Zeit kostet: wenn es im Einzelfall nicht darum geht, eine einfache und akute Erkrankung, sondern ein womöglich schon chronisch gewordenes Leiden homöopathisch zu behandeln, dann wird die erste Anamnese mindestens eine Stunde, in den meisten Fällen sicher zwei Stunden und manchmal auch noch länger dauern. Je nach Zeitdauer und Schwierigkeitsgrad der Arzneifindung bemessen sich auch die ➡ **Kosten der Anamnese.**

Was müssen Sie als Patient zur Mittelfindung beitragen?

- Zunächst sollten Sie sich selbst genau beobachten: Wo genau haben Sie Ihre Beschwerden, was spüren Sie am Ort der Krankheit genau, was hat sich vielleicht an anderen Stellen Ihres Körpers auch noch verändert, seitdem Sie krank sind? Haben Sie eine Idee, warum Sie – gerade jetzt und gerade in dieser Form – krank geworden sind?
- Sodann sollten Sie alle diese Symptome und Erscheinungen ernstnehmen und nichts unter den Tisch fallen lassen, nur weil Sie vielleicht denken, dass das eine oder andere Symptom Ihren Homöopathen vielleicht gar nicht interessieren könnte.
- Schließlich müssen Sie versuchen, Ihre Beobachtungen und Empfindungen so genau wie möglich in Worte zu fassen. Erst dadurch ermöglichen Sie Ihrem Homöopathen, die Melodie Ihrer Krankheit zu hören und auf das genau passende Arzneimittel zu schließen.
- Bitte bemühen Sie sich, ein möglichst vollständiges Bild Ihrer Symptomatik zu geben! Verschweigen Sie keine Symptome, die Ihnen vielleicht peinlich sind oder die Ihnen als belanglos erscheinen!
- Denken Sie bitte daran, dass Ihr Homöopath Ihre Schilderung nicht bewertet, sondern genau wie Sie selbst die auftauchenden Phänomene ernst nehmen wird, weil er sie als Material für die Arzneifindung dringend benötigt!
- Es kann vorkommen, dass es Ihnen im ersten ausführlichen Anamnesegespräch noch nicht gelingt, über einen tiefen Kummer zu sprechen oder unangenehme Wahrheiten zur Sprache zu bringen. Bitte holen Sie dies jederzeit nach, wenn Sie das Gefühl haben, dass die Zeit reif ist und Sie das notwendige Vertrauen zu Ihrem Arzt aufgebaut haben.
- Manchmal fallen Ihnen vielleicht wichtige Symptome erst nach dem Anamnesegespräch ein oder wenn Sie sich mit einem Bekannten oder einer Freundin nochmals über das Gespräch unterhalten. Bitte setzen Sie sich dann mit Ihrem Behandler nochmals in Verbindung und ergänzen Sie, was Ihnen noch eingefallen ist.

Anamnese bei Kindern

Grundsätzlich gelten bei Kindern die gleichen Regeln für die Anamnese-Erhebung wie bei Erwachsenen, vor allem gilt dies auch hinsichtlich der Suche nach einem möglichst (!) ➡ **vollständigen Symptom**.

Da insbesondere ganz kleine Kinder und Säuglinge naturgemäß ihre subjektiven Krankheitsempfindungen, wie etwa Schmerzen, nicht in Worten ausdrücken können, hat die möglichst genaue Beobachtung des Kindes durch die Eltern und eventuell Großeltern besondere Bedeutung. Dabei geht es sowohl um die beobachtbaren körperlichen Symptome und Reaktionen als auch um das individuelle Verhalten des Kindes während seines Krankseins. Bei etwas älteren Kindern können auch die Beobachtungen von Kindergärtnerinnen und Lehrern wertvoll sein.

Zu einer Anamnese bei Kindern gehören immer auch Angaben zu Erkrankungen der Eltern und Großeltern; konstitutionelle Anfälligkeiten werden oft über Generationen weitergegeben, und bekanntlich fällt ja mancher Apfel nicht weit vom Stamm…!

Auch Erkrankungen der Mutter während der Schwangerschaft und der Geburtsverlauf können im Einzelfall wichtige Hinweise liefern.

Das Verhalten des Kindes beim ersten Kontakt mit dem homöopathischen Arzt spiegelt eventuell bedeutsame Wesenszüge und emotionale Grundmuster wieder. Hier ist beispielsweise von Bedeutung, wie das Kind Kontakt aufnimmt, wie es mit den begleitenden Eltern interagiert, wie sich sein Verhalten im Laufe der Anamnese verändert, ob die emotionalen Reaktionen in der Praxis ähnlich sind wie zuhause oder ob es hier deutliche Unterschiede gibt. Nicht selten kann für die Mittelfindung auch hilfreich sein, welche speziellen Schwierigkeiten die Eltern oder Lehrer mit dem kleinen Patienten im Alltag haben.

Es sei aber an dieser Stelle nochmals betont, dass neben all diesen interessanten und wesentlichen Aspekten das besondere Augenmerk auf die körperlichen und vegetativen Reaktionen des Kindes im Rahmen seiner Krankheit zu richten ist. Wie immer geht es in erster Linie um die

Frage: Was soll geheilt werden? Mit welchen Zeichen und Symptomen drückt sich diese Krankheit aus? Dabei können die Gesichtsfarbe, der Schweißgeruch, die Farbe des Stuhles, der Durst oder sein Fehlen, eine bestimmte Körperhaltung, eine gereizte oder weinerliche Stimmungslage und viele weitere Mosaiksteinchen ihren jeweils eigenen und wichtigen Stellenwert für die richtige Arzneifindung haben!

Ein Beispiel aus der Praxis: Anamnese, Auswertung und Mittelfindung

Anamnese

Ein 54-jähriger Finanzbeamter leidet seit vielen Jahren unter wiederkehrenden Magenschmerzen und Sodbrennen. Mehrfache Magenspiegelungen ergaben jeweils entweder eine ausgeprägte Magenschleimhautentzündung oder aber Geschwüre in der Nähe des Magenausganges. Er sei wiederholt mit entsprechenden schulmedizinischen Medikamenten behandelt worden. Die schlimmen Schmerzen seien zwar immer deutlich besser geworden, von Mal zu Mal habe er aber beobachten müssen, dass nach dem Essen über Stunden eine ausgeprägtes Völlegefühl im Magen zurückbleibe, und zwar zunehmend häufig schon nach kleinen Mahlzeiten.

Der Patient beschreibt seinen Magenschmerz im Akutstadium als scharf und schneidend, „wie mit einem Messer", und diese Schmerzen würden dann oft nach oben in den Brustraum ausstrahlen. Die Schmerzen können auch krampfartig sein, sodass er sich richtig krümmen muss. Häufig stellen sich die Schmerzen nachts gegen 1.30 bis 2.30 Uhr ein, sodass er davon erwacht. Er wird dann unruhig und kocht sich einen Tee, wobei er festgestellt hat, dass dieser ihm die beste Linderung bringt, wenn er ihn auf „genau 50 Grad" abkühlen lässt. Kaltes Essen oder kalte Getränke verschlimmern, eine kalte Apfelschorle im Sommer habe ihm wiederholt heftige Schmerzattacken, zum Teil über Tage eingebracht. Nach dem Essen habe er oft einen ganz aufgetriebenen Bauch, er könne aber gut aufstoßen, was sehr deutlich erleichtere.

Seit Jahren habe er eine zunehmende Erektionsschwäche bei eher stärker ausgeprägtem sexuellem Verlangen. Geschlechtsverkehr erschöpfe ihn aber sehr, manchmal brauche er „zwei volle Tage", bis er wieder bei Kräften sei. Das lasse er sich aber nicht anmerken.

Er sei ausgesprochen zugluftempfindlich. Ihm sei rasch zu kalt, immer suche er Wärme. Häufig schwitze er nachts, der Schweiß habe keinen besonderen Geruch. Er müsse auch dann schwitzen, wenn er geistig sehr beansprucht sei oder bereits bei etwas größerer körperlicher Anstrengung.

Zurzeit lebe er in Scheidung. Die Trennung gehe auf seine Frau zurück und sei für ihn unbegreiflich. Es sei eine Welt für ihn zusammengebrochen. Er habe sich in der Ehe „nie etwas zu Schulden kommen lassen", er sei immer verlässlich und korrekt gewesen, aber das sei für seine Frau wohl zu viel Korrektheit gewesen, aber so sei er einfach, er brauche „absolut geordnete Verhältnisse". Das sei auch mit ein Grund für seine berufliche Laufbahn gewesen; im Finanzbereich brauche man einfach absolute Gewissenhaftigkeit, und die habe er immer zu 100 Prozent eingebracht. Er sei leicht zu kränken, das schlucke er dann hinunter.

Auswertung

Der Patient leidet unter einer chronischen Magengeschwürkrankheit. Er kann klar beschreiben, wo seine Schmerzen sind und wohin sie ausstrahlen, er schildert, wie er die Schmerzen empfindet und wodurch diese Beschwerden üblicherweise schlimmer werden.

Er hat aber noch einen zweiten Symptombereich, nämlich seine Erektionsschwäche sowie die auffallende allgemeine Schwächung durch Geschlechtsverkehr.

Der Homöopath sucht also eine Arznei, die in der Lage ist, derartige Beschwerden zu heilen. Unter den in Frage kommenden Arzneien muss es eine sein, die folgende Symptome abdeckt:
- Magenschmerz, strahlt zum Brustraum aus
- Magenschmerz, schneidend

- Magenschmerz, schlimmer durch kalte Getränke
- Magenschmerz, nachts um ca. 2 Uhr
- Bauch, Auftreibung nach dem Essen
- Erektion, schwach
- Schwäche nach Geschlechtsverkehr

Die Arznei sollte aber auch zu seinen sonstigen, konstitutionellen Auffälligkeiten passen, nämlich:
- Empfindlich gegen Zugluft
- Kälteempfindlichkeit
- Nachtschweiße
- Schweiße bei geringer körperlicher Anstrengung
- Schweiße bei geistiger Anstrengung

Und nicht zuletzt sollte die Arznei auch zu seiner psychischen Konstitution passen, zumindest sollte sie dieser nicht widersprechen:
- Gewissenhaft und korrekt

Mittelwahl

Die einzige homöopathische Arznei, die sämtliche Modalitäten der zu behandelnden Krankheit abdeckt und zudem auch noch die Temperatur- und die Schweißsymptome in ihrem ➡ **Arzneimittelbild** enthält, ist Kalium carbonicum (vergleiche das Arzneimittelbild auf Seite 13). Von diesem Mittel ist überdies bekannt, dass es besonders häufig bei sehr korrekten, eventuell zum Dogmatismus neigenden Menschen seine heilende Wirkung entfaltet. Selbstverständlich wird Kalium carbonicum aus einem korrekten Menschen keinen „Schlamper" machen, das heißt, die Arznei wird nur Krankheiten heilen, aber nicht die betroffenen Menschen in ihrem Charakter oder Temperament wesentlich verändern können!

Der Patient erhält Kalium carbonicum LM 6, täglich 5 Tropfen, wobei er das Fläschchen vor jeder Einnahme nochmals ca. zehnmal kräftig schüttelt oder gegen elastischen Widerstand klopft, um die Lösung jeweils neu nachzupotenzieren, also in ihrer Wirkungsintensität zu verstärken.

Die aktuell bestehenden Schmerzen lassen rascher und vollständiger nach, als es der Patient bisher mit schulmedizinischen Medikamenten gewohnt war. Er nimmt die Arznei längerfristig nur noch in größeren zeitlichen Abständen, zuletzt etwa einmal die Woche und hat in den folgenden fünf Jahren kein einziges Mal mehr seine Magenschmerzen oder ein Magengeschwür.

Grenzen der Homöopathie

Das Völlegefühl im Oberbauch nach Mahlzeiten bleibt in etwas geringerer Stärke bestehen. Vermutlich ist es dadurch ausgelöst, dass der Magenausgangsbereich durch die wiederholten Geschwüre vernarbt und eingeengt ist, sodass die Magenentleerung deutlich verzögert ist und logischerweise ein Völlegefühl nach dem Essen entsteht. Die narbigen Veränderungen können aber durch Kalium carbonicum sicher nicht vollständig rückgängig gemacht werden, neuerliche Geschwüre aber wurden sicher verhindert. Die verbleibenden Restbeschwerden müssen also durch entsprechende Diätmaßnahmen, eventuell zusammen mit symptomlindernden pflanzlichen Präparaten behandelt werden. Es bleiben also Restsymptome übrig, obwohl selbst das „Völlegefühl im Bauch nach dem Essen" ein Symptom aus dem Arzneimittelbild von Kalium carbonicum ist und diese Beschwerde selbstverständlich heilen könnte, wenn sie nicht Ausdruck der fortgeschrittenen narbigen Organveränderungen wäre.

Anamnese-Fragebogen

Manche homöopathischen Ärztinnen und Ärzte händigen Ihren Patientinnen und Patienten mehrseitige Fragebögen aus, die sie dann zum Anamnesetermin ausgefüllt mitbringen sollen.

Dies hat den Vorteil, dass Schritt für Schritt alle wichtigen Organbereiche sowie psychische und geistige Phänomene abgefragt werden können und keine Teilaspekte versehentlich vergessen werden. Das eigentliche Anamnesegespräch ist dann möglicherweise kürzer.

Diese Methode hat aber auch einen Nachteil: Einzelne Antworten sind wohlüberlegt, ihnen fehlen möglicherweise die Spontaneität und begleitende emotionale Reaktionen. Letztere aber können durchaus eine große Bedeutung haben beim Erkennen eventueller Wurzeln und Hintergründe für das aktuelle Kranksein. Das Auftreten von Tränen oder zornigen Reaktionen bei bestimmten Fragestellungen kann einen hohen Stellenwert für die Arzneifindung haben.

Das vollständige Symptom

Ziel jeder Anamnese muss es sein, möglichst alle Mosaiksteinchen eines Puzzles zusammenzutragen, damit ein klares Bild der Krankheit erkennbar wird. Die folgenden Aspekte tragen zur Vollständigkeit bei:

- *Wo ist die Krankheit genau lokalisiert, wo wird sie genau empfunden, wohin erstrecken sich die Krankheitsempfindungen?*

Beispiel:
Der Kopfschmerz hat sein Zentrum im Bereich der rechten Stirn, von dort breitet er sich nach hinten zum Hinterkopf aus, wenn es besonders schlimm wird.

Beispiel:
Der Hautausschlag, zum Beispiel ein Ekzem, begann ursprünglich hinter den Ohren und hat später von hier aus auf die Gelenkbeugen der Arme oder den ganzen Körper übergegriffen.

- *Wie nehmen Sie Ihre Krankheit oder deren Symptome wahr, welche Qualität haben die Beschwerden für Sie, können Sie die Art der Empfindung umschreiben?*

Beispiel:
Der Kopfschmerz wird als stechend empfunden; oder so, als ob der Schädel in einen Schraubstock eingezwängt wäre; oder so, also ob der Kopf platzen würde.

Beispiel:
Das Ekzem juckt stark, es ist ein beißendes oder stechendes Jucken; vielleicht besteht gleichzeitig ein Hitze- oder Kältegefühl an der betroffenen Hautstelle; oder der Juckreiz ist eher gering, dafür besteht eine starke Spannung oder ein Gefühl des Dickerseins in der Haut.

- *Wodurch werden die Symptome gelindert oder verschlimmert, unter welchen Umständen treten die Beschwerden besonders häufig oder besonders deutlich auf, welche Einflüsse können die Symptome typischerweise verändern?*

Beispiel:
Der Kopfschmerz wird schlimmer beim Liegen auf der schmerzhaften Seite; er wird besser beim Gehen an der frischen Luft; er tritt immer während der Menstruation auf; er beginnt immer am Spätnachmittag.

Beispiel:
Der Juckreiz wird durch Kratzen deutlich schlechter; oder er wird durch ganz heißes Wasser wesentlich erträglicher; oder der Juckreiz lässt durch Kratzen nach, aber dafür entsteht ein brennender Schmerz; oder das Ekzem tritt immer im Winter auf.

- *Warum ist die Krankheit – gerade jetzt – bei mir ausgebrochen? Gibt es einen – plausiblen und zeitnahen – Auslöser für mein Krankwerden?*

Beispiel:
Der Kopfschmerz besteht seit einer Gehirnerschütterung; oder seit einem Hitzschlag; oder seit dem Tod eines geliebten Menschen; oder seit ich diesen cholerischen Chef habe.

Beispiel:
Das Ekzem ist in der Pubertät zur Zeit der ersten Menstruation aufgetreten; oder seit dem Wechsel aufs Gymnasium: oder seit der antibiotischen Behandlung der eitrigen Mandelentzündung.

- *Gibt es Begleitsymptome der Krankheit in ganz anderen Körperbereichen oder auf der psychischen Ebene, die immer dann auftreten, wenn meine Haupterkrankung wieder in Erscheinung tritt oder schlechter wird?*

Beispiel:
Wenn ich meine Kopfschmerzen habe, tritt immer auch eine Stuhlverstopfung auf; oder ich verspüre bei den Kopfschmerzen ein starkes Kältegefühl am ganzen Körper; oder ich gerate in eine depressive Gemütsverfassung, wenn ich die Kopfschmerzen habe; oder ich verspüre einen starken Harndrang auf dem Höhepunkt des Schmerzes.

Beispiel:
Wenn mein Ekzem schlimmer wird, bekomme ich immer auch Gerstenkörner am Auge; oder ich habe verstärkt Blähungen und Durchfälle, seitdem sich das Ekzem so stark ausgebreitet hat.

- *Ändert sich meine Stimmungslage in typischer Weise im Rahmen meiner Krankheit, bin ich anders drauf im Vergleich zu früher, als ich meine Beschwerden noch nicht hatte?*

Beispiel:
Ich brauche immer ganz besonders viel Zuneigung, wenn ich Kopfschmerzen habe; oder ich entwickle immer eine ganz starke Angst, wenn die Schmerzen wiederkommen; oder ich werde ganz kratzbürstig und will nur meine Ruhe haben.

Beispiel:
Seit ich das Ekzem habe, bin ich viel weinerlicher geworden als früher; oder meine Hauterscheinung geht mit starken Gefühlen von Eifersucht einher, obwohl ich gar keinen Grund dazu habe und das früher auch nie so war.

Anamnese bei akuten Krankheiten

Hierbei handelt es sich um Krankheiten, die aus heiterem Himmel oder aus voller Gesundheit heraus kurzfristig neu auftreten und bei adäquater Behandlung folgenlos abheilen. Die Anamnese kann hier relativ kurz sein und richtet sich nur auf die Symptome, die aktuell neu aufgetreten sind.

Beispiel:
Bei einem akuten Darminfekt bedeutet die Suche nach dem ➡ **vollständigen Symptom**, dass wir zum Beispiel klären müssen, welche Konsistenz der Stuhl hat, wie er riecht, welche Farbe er hat, ob er mit viel Luft explosiv oder eher gussartig abgeht, ob Blut oder Schleim beigemengt ist, ob der Entleerung Darmkrämpfe vorausgehen oder ob der Stuhlgang schmerzlos ist, ob begleitend ein Fieber besteht, ob sehr rasch Schwäche auftritt, ob die Stuhlgänge zu einer bestimmten Tageszeit auffallend gehäuft auftreten, ob zum Beispiel die Zunge belegt ist oder ein auffallender Mund- oder Schweißgeruch auftritt, ob auffallende Veränderungen in der Stimmungslage bestehen usw. ...

Achtung:
Wenn akute Erkrankungen immer wieder in ähnlicher Form auftreten zeigt dies eine bestehende Schwäche im betroffenen Organbereich an, und wir gehen davon aus, dass hier bereits eine chronische Krankheitsbereitschaft vorliegt.

Anamnese bei chronischen Krankheiten

Hier besteht ein mehr oder weniger stark anhaltendes, eventuell auch schubweise auftretendes Krankheitsbild, das unbehandelt meist an Schwere zunimmt und zu Komplikationen führen kann.

In diesem Fall ist es erforderlich, nicht nur die Symptome der eigentlichen Krankheit genau zu erkunden, sondern auch die konstitutionellen Merkmale des Kranken, seine anlagebedingten oder erworbenen Schwachstellen sowie seine vegetativen, immunologischen, hormonellen, psychischen und geistigen Reaktionsmuster genau zu erfragen. Hierzu gehören beispielsweise Phänomene im Bereich von

- *Essensgelüste, -abneigungen und -unverträglichkeiten*
- *Temperaturregulation und Schweißverhalten*
- *Menstruation*
- *Sexualität*
- *Empfindlichkeiten für klimatische Einflüsse*
- *Schlafverhalten und Träume*
- *Früher durchgemachte Erkrankungen oder Anfälligkeiten*
- *Effekte allopathischer Vorbehandlungen, Impfungen, Operationen, Verletzungen*

Behandlungsverlauf

➔ Die Arzneiwirkung

Entsprechend der ➔ **Ähnlichkeitsregel** wird eine homöopathische Arznei ausgewählt, deren ➔ **Arzneimittelbild** dem Symptom-Mosaik der Krankheit bestmöglich entspricht. Dieses homöopathische Einzelmittel, das durch schrittweise Verdünnung und Verreibung oder Verschüttelung immer energievoller wurde (siehe ➔ **potenzierte Arznei**), tritt nun in Resonanz mit dem Patienten oder der mehr oder weniger stark gestörten oder geschwächten ➔ **Lebenskraft**.

Im Zeitalter der Kybernetik können wir uns die Arzneiwirkung als eine Art individuell ausgewählter, positiver Information vorstellen, die dem lebendigen Organismus übermittelt wird, um ihn in die Lage zu versetzen, mit Hilfe dieser spezifischen Handlungsanweisung wieder in sein gesundes Lot zurückzufinden.

Bei aller sprachlichen Bemühung, die homöopathische Mittelwirkung zu veranschaulichen, bleiben wir freilich immer noch im Bereich der Bilder und Hypothesen. Dies ist genau der Punkt, an dem Kritiker der Homöopathie ansetzen und meinen, die tatsächliche Wirksamkeit der

Homöopathie in Frage stellen zu müssen, weil ein naturwissenschaftliches Erklärungsmodell (noch!) nicht entdeckt werden konnte.

Vielleicht kann hier der Hinweis Abhilfe schaffen, dass im Zeitalter der Quantenphysik Materie und Energie im Grunde nur zwei unterschiedliche Erscheinungsformen derselben Wirklichkeit sind. Wir dürfen davon ausgehen, dass Materie in Energie umgewandelt werden kann, folglich auch Energie mit Materie in Wechselwirkung treten kann. Vielleicht erkennen wir eines Tages, dass durch den Prozess der Dynamisation der homöopathischen Arzneien deren Energie entfaltet wird und sodann mit dem materiellen Organismus in Wechselwirkung tritt?

Wie schnell wirkt Homöopathie?

Je früher im Verlauf einer Krankheit eine passende homöopathische Arznei aufgrund des sich entwickelnden Symptombildes gefunden wird, umso rascher kann Heilung eintreten.

Akute Krankheiten können innerhalb von Stunden bis zu wenigen Tagen in Heilung übergehen. Bei chronischen Krankheiten ist das Tempo der Besserung abhängig von der Dauer der bisherigen Erkrankung und kann Tage bis Wochen, unter Umständen auch Monate dauern.

Aber auch andere Faktoren spielen hier eine Rolle: Die Potenzhöhe der gewählten Arznei und eine eventuell erforderliche Wiederholung der Gabe haben Einfluss auf Besserung und Heilung.

Wenn eine chronische Erkrankung über längere Zeit schulmedizinisch behandelt wurde oder behandelt werden musste, so kann dies dazu führen, dass die homöopathische Arznei mehr Mühe hat, ihre Wirkung zu entfalten.

Manche schwereren Erkrankungen machen (zunächst) eine allopathische Dauertherapie erforderlich, die wegen der Gefahr von Komplikationen auch nicht abrupt abgesetzt werden kann und darf. Auch in diesen Fällen dauert es entsprechend länger, bis der Patient die Wirkung der Homöopathie eindeutig spüren kann.

Wann und wie vollständig wirkt Homöopathie?

Wir können aus Sicht der Homöopathie drei Gruppen von Krankheiten unterscheiden:
- Funktionelle Erkrankungen, denen am ehesten Regulationsstörungen zugrunde liegen. Zum Beispiel: Schlafstörungen, Migräne, Menstruationsbeschwerden, vegetative Beschwerden und ähnliches. Hier finden wir keine oder wenige organische Befunde, es ist oft ausschließlich die Funktion gestört. Diese Erkrankungen lassen sich besonders gut behandeln und vollständig heilen.
- Entzündliche und allergische Erkrankungen sind meist durch sichtbare und im Labor messbare Befunde charakterisiert, sie haben sich also im Vergleich zur ersten Gruppe stärker materialisiert. Zum Beispiel: Nasennebenhöhlenentzündungen, Blasenentzündungen, Heuschnupfen, Ekzeme … Homöopathie ist hier oft ebenfalls sehr erfolgreich, und meist wird eine sehr gute Linderung der Beschwerden oder Reduzierung der Rückfallhäufigkeit erreicht, in vielen Fällen auch tatsächliche Ausheilung.
- Chronische Organerkrankungen haben durch die Tiefe, Schwere und Dauer des Krankheitsprozesses oft bereits zu Schädigungen der Gewebe sowie zu Narbenbildungen geführt. Zum Beispiel: chronisch-entzündliche Darmerkrankungen mit Fistelbildungen, wiederholte Magengeschwüre mit Vernarbungen des Magenausganges, Multiple Sklerose mit Narbenbildungen im Bereich des Zentralen Nervensystems, Chronische Polyarthritis mit sichtbaren Veränderungen im Bereich der betroffenen Gelenke. In diesen Fällen ist also bereits die Struktur der Organe und Gewebe zum Teil irreversibel zerstört. Hier kann die Homöopathie nicht mehr heilen im Sinne der Wiederherstellung des gesunden Ausgangszustandes vor Beginn der Erkrankung. Mehr oder weniger deutliche Linderung der Beschwerden lassen sich aber oft erreichen, ebenso ein weiteres Fortschreiten des Krankheitsprozesses.

Schwere psychische Erkrankungen oder Tumorerkrankungen sollten nur von solchen homöopathischen Ärztinnen und Ärzten behandelt werden, die in diesem Bereich auch aus fachärztlicher oder anderweitig fundierter Ausbildung und Erfahrung eine besondere Kompetenz besitzen; zumindest sollte eine sehr enge Kooperation mit solchen Fachärzten bestehen. Häufig ist hier eine Kombination aus allopathischer und homöopathischer Therapie sinnvoll und notwendig.

Grenzen der Homöopathie

Die Homöopathie ist keine Allroundtherapie, auch sie hat ihre Grenzen, die je nach dem ganz unterschiedlich verlaufen können. Es gibt

- Grenzen durch die Krankheit
- Grenzen durch den Patienten und
- Grenzen durch den homöopathischen Arzt

Bezüglich der Krankheit erreicht die Homöopathie dann ihre Grenzen, wenn es sich um bereits weit fortgeschrittene Krankheitsstadien handelt oder Organe und Gewebe irreversibel zerstört sind. Auch narbige Endzustände oder fortgeschrittene degenerative Prozesse sind in den meisten Fällen der Homöopathie nicht mehr zugänglich. Diese Grenzziehung bezieht sich auf den Aspekt der Heilung; unabhängig davon kann die Homöopathie natürlich auch in den genannten Fällen noch Linderung verschaffen.

Seitens des Patienten ist eine Grenze für die Homöopathie dann erreicht, wenn es nicht gelingt, die subjektiven Beschwerden differenziert und vollständig wahrzunehmen und anschließend auch klar und eindeutig in Worte zu fassen. Wenn man berücksichtigt, welchen hohen Stellenwert die subjektiven Phänomene für die richtige Arzneiwahl haben, dann ist es nicht verwunderlich, wenn eine passende Arznei mangels klarer Symptome nicht gefunden werden kann. In diesen Fällen wird Sie Ihr homöopathischer Arzt jedoch geduldig begleiten und mit Ihnen zusammen versuchen, doch noch das eine oder andere Mosaiksteinchen zu finden. Dies gilt insbesondere auch dann, wenn Ihre Krankheit womöglich über Jahre allopathisch behandelt wurde und Sie sich gar nicht mehr so genau daran erinnern können, wie und mit welchen Symptomen die Krankheit damals begonnen hat.

Die Grenzen für eine erfolgreiche homöopathische Behandlung können aber auch auf Seiten des homöopathischen Arztes liegen. Hierbei spielt insbesondere seine praktische Erfahrung und der Umfang seiner Arzneimittelkenntnis eine Rolle, darüber hinaus aber auch seine Fähigkeit, eine Akzeptanz und Vertrauen schaffende Atmosphäre in der Anamnesesituation aufzubauen, in der es dem Patienten gelingt, auch Peinliches oder Unangenehmes auszusprechen. Hinsichtlich der Qualifikations-Kriterien beachten Sie bitte auch im Service-Teil dieses Buches den Abschnitt

➡ **Woran erkenne ich einen erfahrenen homöopathischen Arzt?**

Beobachtungen im Behandlungsverlauf

Zu Beginn der Behandlung kann es zum Auftreten einer so genannten Erstreaktion oder auch ➡ **Erstverschlimmerung** kommen. Sie macht deutlich, dass die gewählte Arznei tatsächlich mit dem kranken Organismus in heilende Resonanz tritt. Diese Reaktion ist meist darauf zurückzuführen, dass die gewählte Höhe der Potenz des Arzneimittels über der idealen Wirkstärke liegt, auf welche der Patient im Moment der Einnahme problemlos reagieren kann.

Oft beschreiben Patientinnen und Patienten unter der Wirkung ihrer Arznei auch zunächst ein Gefühl tiefer Müdigkeit, gerade so, als würde sich der Organismus in sich selbst zurückziehen, um dann mit gesammelten Kräften die Wende zur Heilung einzuleiten.

Wie bei der Arzneifindung selbst ist Ihr homöopathischer Arzt in den Stunden, Tagen und Wochen darauf angewiesen, dass Sie als Patientin oder Patient genau beobachten, ob und wie sich Ihr Symptombild und Befinden verändert. Hier gibt es grundsätzlich vier Reaktionsmöglichkeiten:

- *Ihre Krankheitssymptome und Ihr Befinden oder Ihre Energie werden besser.*

Dies ist natürlich das, was Sie selbst gewünscht und erwartet haben. Im Idealfall spüren Sie eine Stärkung Ihrer Energie, Sie fühlen sich frischer,

Sie schlafen vielleicht besser, Sie sind psychisch besser drauf und auch die konkreten Symptome der Krankheit werden nacheinander besser und verschwinden schließlich vollständig. Dabei erfolgt die Besserung oft entsprechend der sogenannten Heringschen Regel, nämlich „von oben nach unten, von innen nach außen und in der umgekehrten Reihenfolge der Entstehung der Symptomatik":

Ein Hautausschlag kann zum Beispiel zuerst im Gesicht besser werden, während die sichtbaren Erscheinungen an den Beinen noch am längsten bestehen bleiben.

Eine asthmatische „innere" Symptomatik wird als erstes besser, während der Hautausschlag „außen" vielleicht sogar vorübergehend noch etwas schlimmer wird, dann aber später auch verschwindet.

Die jüngste Symtomatik, zum Beispiel ein Ekzem, wird als erstes besser, während die bereits viel länger bestehenden Menstruationsbeschwerden erst nach längerer Zeit ebenfalls deutlich nachlassen.

- *Es zeigt sich keine Veränderung in der Symptomatik*

Vorausgesetzt, der Entfaltung der Mittelwirkung wurde ausreichend Zeit gelassen und das Arzneimittel war korrekt hergestellt: Sie müssen leider davon ausgehen, dass die Arznei nicht richtig gewählt war.

Dies kann unter anderem daran liegen, dass das Mosaik der Symptome am Anfang nicht vollständig war, um das besser passende Mittel zu finden. Bitte beobachten Sie nochmals sehr genau die Einzelheiten Ihrer Beschwerden entsprechend der Aspekte des ➡ **vollständigen Symptoms**, damit Sie Ihrem Arzt noch weitere wichtige Mosaiksteinchen nachliefern können!

Eine fehlende Reaktion auf die Arznei kann ihren Grund aber auch darin haben, dass die Potenzhöhe falsch, meist zu niedrig, gewählt wurde.

- *Ein Teil der Beschwerden wird besser, ein anderer Teil bleibt unverändert oder wird schlechter.*

Dies bedeutet, dass die gewählte Arznei dem Mosaik Ihrer Symptome zwar recht ähnlich war, dass es aber vermutlich noch ein besser passendes Einzelmittel geben muss, welches dann die ganze Krankheit zur Heilung führt. Ihr Homöopath müssen jetzt besonders genau überlegen, ob vielleicht bei einer Wiederholung der Arznei auch noch der verbliebene Rest der Erscheinungen verschwinden kann, ob ein Ergänzungsmittel für diesen Rest nahe liegt, oder ob es ganz in der Nähe diejenige Arznei gibt, die von Anfang an zu verschreiben gewesen wäre. Es kann aber auch sein, dass Teile des Krankeitsbildes (homöopathisch) unheilbar sind und möglicherweise andere Behandlungsansätze zur Anwendung kommen müssen, wie zum Beispiel Osteopathie, Psychotherapie oder spezielle Schmerztherapie.

- *Es wird nichts besser, dafür treten neue Symptome auf.*

In diesem Fall war die Arznei ebenfalls nicht richtig gewählt, sie ist aber immerhin in der Lage, eine – unfreiwillige! – **Arzneimittelprüfung** bei Ihnen auszulösen. Das bedeutet, dass Sie neben Ihrer eigentlichen Krankheit nun auch noch Symptome der Arznei entwickelt haben. Diese verschwinden aber in der Regel auch von selbst wieder; sie können freilich auch längere Zeit bestehen bleiben, wenn die Arznei in hoher Potenz verabreicht worden war. Auch in diesem Fall muss Ihr homöopathischer Arzt Ihr Symptomen-Mosaik nochmals sehr genau mit Ihnen durchsprechen und eine neue Arznei finden.

Es gibt aber auch Fälle, in denen „neue" Symptome auftreten, die sich bei genauer Nachfrage als „alte" Symptome entpuppen, an die der Patient schon längst nicht mehr gedacht hatte. Kommen tatsächlich ganz neue Symptome zum Vorschein, so können sie in den Überlegungen Ihres Homöopathen wesentlich zum Auffinden der noch besser passenden Arznei beitragen.

→ Die Folge-Konsultation

Ihr Arzt wird Ihnen nach der Verordnung einer ersten Arznei einen weiteren Termin vereinbaren, der dazu dient, die im letzten Punkt aufgeführten möglichen Reaktionen sorgfältig mit Ihnen zusammen zu analysieren und entsprechende Konsequenzen zu ziehen.

Wenn Sie bereits nach der ersten Arznei einen durchschlagenden Erfolg verbuchen konnten, wird sich Ihr Arzt selbstverständlich freuen, wenn Sie dieses Ergebnis nicht nur als selbstverständlich hinnehmen, sondern wenigstens in aller Kürze Bescheid geben.

Gerade bei schwereren chronischen Krankheiten dienen die Folgekonsultationen sehr wesentlich einer möglichst konsequenten und letztlich erfolgreichen Anwendung der Homöopathie. Selbst den besten Homöopathinnen und Homöopathen kann es passieren, dass sie die passenden Arzneien nicht immer im ersten Anlauf finden! Es wäre schade und am falschen Platz gespart, wenn Sie beim ersten Misserfolg gleich die Flinte ins Korn werfen würden. Bitte bedenken Sie immer die große Zahl der homöopathischen Einzelmittel, die zur Verfügung stehen und aus denen eine Einzige, möglichst genau passende für Sie ausgewählt werden muss!

Für die Folge-Konsultation nimmt sich Ihr Arzt je nach Art und Schwierigkeit der Krankheit wiederum ausreichend Zeit, normalerweise eine halbe bis eine Stunde.

Wenn sich im Behandlungsverlauf besonders störende oder unerwartete Entwicklungen zeigen, so sollten Sie jederzeit mit Ihrem homöopathischen Arzt Kontakt aufnehmen! Denken Sie daran, dass schulmedizinisches Denken und homöopathisches Behandeln Hand in Hand gehen müssen, damit ein Höchstmaß an Sicherheit für Sie resultiert!

Handhabung und Dosierung der Arzneien

→ Aufbewahrung der Arzneien

Am besten werden die Globuli in kleinen Glasröhrchen oder Fläschchen aufbewahrt. Dies ist auch die übliche Verpackungsform in den homöopathischen Haus- und Notfall-Apotheken.

Wenn Sie Einzeldosen von homöopathischen Arzneien in Papiertütchen aufbewahren, so sollten diese trocken, lichtgeschützt und nicht in der Nähe von ätherischen Ölen gelagert werden.

Generell sollten die Arzneien auch nicht in der Nähe von elektrischen Geräten, wie Fernseher, Mikrowelle, Handy oder Telefon-Basisstation aufbewahrt werden.

Es ist unklar, ob homöopathische Mittel einen Wirkverlust erleiden, wenn sie auf Flughäfen die Röntgenschleuse passieren; ebenso ist nicht gesichert, ob die Höhenstrahlung bei Langstreckenflügen einen schädlichen Einfluss auf die Arzneien hat. Viele Homöopathen gehen davon aus, dass hier keine Gefahr für die Wirksamkeit droht, andere transportieren ihre Globuli in Köfferchen mit Bleiwandung.

→ Verabreichung

- Homöopathische Arzneien in Globuliform sollten möglichst direkt aus der Originalverpackung auf die Zunge des Patienten gelangen! Bei der Verpackung in Röhrchen oder Papiertütchen (Einzeldosen) sollten sie ebenso wenig in die Hand oder zwischen die Finger genommen werden wie bei der direkten Verabreichung an den Patienten. Der Grund: Die Globuli sind mit dem Arzneistoff benetzt, er könnte abgerieben werden.
- Die Arzneien sollten immer in ausreichendem Zeitabstand, etwa 15 Minuten vor oder nach Mahlzeiten oder Getränken genommen werden.
- Die Kügelchen lassen Sie langsam im Mund zergehen, die Tropfen behalten Sie ebenfalls einige Zeit im Mund.

→ Potenzhöhen

- Niedrige Potenzen sind diejenigen, bei denen aufgrund der noch geringen Zahl an Verdünnungs- und Potenzierungs-Schritten eine messbare Zahl an Molekülen der Ausgangssubstanz enthalten ist. Bei pflanzlichen Homöopathika ist hier also neben der energetischen auch noch eine rein substanzielle Mittelwirkung wie in nichtpotenzierten Pflanzenarzneien (Phyto-Pharmaka) wirksam. Niedrige Potenzen reichen von D1 bis D 12 oder C 1 bis C 6. Die Wirkdauer ist hier relativ kurz, so dass je nach Krankheitsbild die Gabe mehrfach innerhalb eines Zeitraumes solange wiederholt werden darf und soll, bis die erwünschte Heilwirkung deutlich wird. Orientierend kann man von einer Wirkdauer einer Einzelgabe von Minuten bis wenigen Stunden ausgehen.

- Mittelhohe Potenzen haben den Verdünnungs- und Verschüttelungs- oder Verreibungsprozess bereits wesentlich öfters durchlaufen, ihre Energie ist somit deutlich gesteigert, wenngleich rein rechnerisch schon keine Moleküle der Ausgangssubstanz mehr in der Arznei vorliegen. Wirktiefe und Wirkdauer sind deutlich größer als bei niedrigen Potenzen; die Dauer der Mittelwirkung kann zwischen Stunden und einer Woche liegen. Hierher gehören zum Beispiel C 30 Potenzen. Eine homöopathische Hausapotheke sollte sinnvollerweise C 30 Potenzen enthalten; aber auch mit D 12 Potenzen in häufigerer Wiederholung kommen Sie bei richtiger Mittelwahl ans Ziel.

- Hohe Potenzen haben einen nochmals gesteigerten Energiegehalt. Sie sollten nur noch ausnahmsweise – zum Beispiel Arnica bei akuten Verletzungen mit Blutergüssen – von Laien selbst eingesetzt werden. Hohe Potenzen sind die C 200, C 1000 und die LM- oder Q-Potenzen. Die hohen C-Potenzen haben eine Wirkdauer im Bereich von Tagen bis zu einigen Wochen, sie sollten also nicht blind und ohne Not wiederholt werden. LM- bzw. Q-Potenzen sind streng genommen zwar eher niedrigere Potenzen, aber in hohem Verdünnungsgrad, sie können in täglicher Gabe verabreicht werden, da sie zwar stark und schnell wirken können, ihre Wirkung aber meist auch wieder relativ rasch abklingt. Man kann mit dieser besonderen Art der Zubereitung also die Wirkungsentfaltung recht gut durch die Gabenhäufigkeit steuern.

- Sehr hohe Potenzen sind die C 10 000, C 50 000 und noch höhere Potenzierungsgrade. Sie werden nur in besonderen Krankheitssituationen und bei besonderer Erfahrung seitens des homöopathischen Arztes zum Einsatz kommen. Ihre Wirkung kann unter Umständen Wochen bis Monate andauern.

Der Umgang mit den potenzierten Arzneien erfordert ein hohes Maß an Verantwortung in Anbetracht der „großen Kraft der kleinen Kügelchen". Wenn Hochpotenzen verordnet werden, so ist das nicht automatisch auch der Beweis dafür, dass der Verordner ein besonders großer oder erfahrener Homöopath ist!

Allgemeines zur Dosierung

Die Dosierung homöopathischer Arzneien ist in besonderem Maße von der persönlichen Erfahrung des Arztes abhängig! Es gibt keine allgemeingültigen Dosierungs-Richtlinien, die folgenden Angaben haben sich in der Praxis des Autors besonders bewährt, es kann aber sein, dass andere homöopathische Ärztinnen und Ärzte in bestimmten Fällen abweichende Empfehlungen geben!

- Es gibt in der Homöopathie keine routinemäßige Dosierung, wie wir sie aus der Schulmedizin kennen und gewöhnt sind. „Dreimal täglich 20 Tropfen, Kinder die Hälfte", gibt es in der Homöopathie nicht.
- Die Dosierung betrifft die Wahl der Potenzhöhe und die erforderlichen Dosierungsintervalle.
- Die individuelle Dosierung ist abhängig von der Art der Krankheit sowie der Frage, wie akut und schwer sie verläuft. Außerdem hängt die voraussichtliche Reaktionsfähigkeit des Patienten auch von seiner momentanen Lebenskraft ab. Nicht zuletzt muss berücksichtigt werden, wie sicher die gewählte Arznei auch die genau Passende sein wird.

- Die Notwendigkeit gleichzeitiger allopathischer Therapie hat ebenso Bedeutung wie die mutmaßliche Prognose der Krankheit oder eventuell drohende Komplikationen.
- Die Dosierung ist immer auch abhängig von Deutlichkeit, Tempo und Vollständigkeit der Wirkungsentfaltung.
- Es gibt homöopathische Arzneien, die grundsätzlich eher rasch wirken, andere zeigen eine langsamere Wirkdynamik; auch die Wirkdauer kann von Arznei zu Arznei stark variieren.

Spezielle Dosierungshinweise

D 6 bis D 12 Potenzen und C 6 Potenzen

Diese Potenzstufe reicht für einfache und mäßig akute Krankheiten oft aus. Eine Einzeldosis entspricht entweder 3 - 5 Globuli, 3 - 5 Tropfen oder 1 Tablette.

Die Einzeldosis wird bei akuten Krankheiten öfters wiederholt, alle 10 Minuten bis jede Stunde, und zwar so lange, bis eine erwünschte Wirkung eintritt. Ist dies der Fall, so werden die Dosierungsintervalle gestreckt auf alle 2 - 3 Stunden. Das Mittel wird so lange wiederholt, bis die Symptome verschwunden sind.

Gelingt dies bei akuten Krankheiten nicht innerhalb von wenigen Stunden oder verschlechtert sich das Krankheitsbild unter der Einnahme der Arznei, so ist die Mittelwahl vermutlich nicht die richtige, bitte rufen Sie dann Ihren homöopathischen Arzt oder Ihre Ärztin umgehend an!

Bei chronisch unkomplizierten Erkrankungen und eher schwächebedingt reduzierter Reaktionslage des Patienten empfiehlt sich manchmal eine längerfristige Behandlung nur mit einer D 12, 2 - 3 Mal täglich 5 Globuli.

C 30 Potenz

In vielen Fällen zeigt diese Potenzstufe bereits bei einmaliger Gabe einen mehr oder weniger deutlichen positiven Effekt. Dabei werden zunächst 3 - 5 Globuli einmalig auf die Zunge gelegt und gelutscht. Die

Wirkung kann intensiviert werden, wenn weitere 3 Globuli in 1/2 Glas kaltem Wasser durch Rühren aufgelöst werden. Hiervon nimmt der Patient nochmals einige Schlückchen in vorher vom Arzt festgelegten Zeitintervallen. Vor jedem Schluck (!) muss die Lösung mit einem Teelöffel etwa eine Minute lang kräftig durchgeschlagen werden – man nennt dies auch Verkleppern. Dadurch wird die Wirkung wiederholt angeschoben, der Wirkstoff wird dynamisiert.

C 200 Potenz

Die Anwendung entspricht dem, was für die C 30 Potenz beschrieben wurde. Eine einmalige Gabe von 2 - 3 Globuli kann je nach Krankheitsbild bis zu einigen Wochen wirken. Eine Verstärkung der Wirkung kann hier ebenfalls durch die beschriebene Dynamisierung erfolgen. In (hoch)akuten Krankheitsfällen kann je nach ärztlicher Verordnung die Einnahme der dynamisierten Schlückchen der Lösung auch kurzfristig, etwa stündlich wiederholt werden.

C 1000 und C 10 000 Potenz

Die Einnahme dieser Potenzen erfolgt ähnlich wie bei der C 200 in besonders enger Absprache mit dem behandelnden homöopathischen Arzt.

LM- oder Q-Potenzen

Sie sind üblicherweise in Tropfenform erhältlich. Dies hat seinen Grund darin, dass sie vor jeder Einnahme aufs Neue nachpotenziert werden müssen: Das bedeutet konkret, dass Sie das geschlossene Fläschchen vor jeder Einnahme 10 Mal kräftig gegen einen Widerstand klopfen sollen, zum Beispiel gegen die andere Handfläche oder gegen einen elastischen Widerstand, etwa ein hartes Polster oder ein Telefonbuch.

Sie können dann 2 - 3 Tropfen entweder direkt auf die Zunge geben und zergehen lassen. Die andere Möglichkeit ist, Sie geben die Tropfen in ein halbes Glas mit Wasser, verrühren nochmals kräftig und nehmen davon einen Schluck. Den Rest können Sie wegkippen. Bei der nächsten Gabe verfahren Sie wieder so.

LM- oder Q-Potenzen werden normalerweise einmal täglich genommen. Andere Dosierungen bespricht Ihr Arzt mit Ihnen.

Wenn ein Fläschchen zur Neige geht, informieren Sie bitte rechtzeitig Ihren homöopathischen Arzt, denn je nach Wirkung und bisherigem Verlauf kann oder muss die Potenzhöhe des nächsten Fläschchens gesteigert werden.

Wichtig:
Die regelmäßige Einnahme der Tropfen einer LM- bzw. Q-Potenz muss dann beendet werden, wenn die krankhaften Zielsymptome verschwinden; bei fortgesetzter Einnahme besteht ansonsten die Gefahr, dass nun Symptome der Arznei im Sinne einer (unfreiwilligen!) Ü Arzneimittelprüfung wieder auftreten.

Schulmedizin und Homöopathie

Sinnvolle und notwendige Ergänzung!

Hahnemann selbst hat genau dargelegt, wie detailliert und sorgfältig jede Untersuchung und Befragung des Patienten erfolgen soll. Er hat darauf hingewiesen, mit allen Sinnen die phänomenologischen Äußerungen der Lebenskraft wahr- und ernstzunehmen. Mehr als 200 Jahre nach Hahnemann stehen uns differenzierte Methoden und technische Hilfsmittel zur Verfügung, um auch die mit bloßem Auge zunächst nicht sichtbaren Zeichen der gestörten Lebenskraft sichtbar und auch messbar zu machen.

Ärztliche Homöopathie hat für den Patienten den entscheidenden Vorteil, dass die homöopathische Ärztin oder der homöopathische Arzt „auf zwei Beinen steht", also das schulmedizinische Wissen mit der

Kenntnis und Erfahrung im Bereich der Homöopathie verbindet. Dabei wird es das wichtigste Ziel sein, beide Wege so individuell wie möglich zu berücksichtigen, um den Patientinnen und Patienten ein Höchstmaß an Therapie-Sicherheit zu bieten!

→ Schulmedizinische Diagnostik

Körperliche Untersuchung und weiterführende schulmedizinische Diagnostik sollen Antworten geben auf die folgenden Fragen:
- Um welche Krankheit handelt es sich?
- Was ist das Wesen dieser Krankheit, welche typischen Ursachen kennen wir?
- Welchen Spontanverlauf hat sie, etwa ohne wirksame Behandlung, also auch bei womöglich falscher und damit wirkungsloser homöopathischer Arzneiwahl?
- Welche Komplikationen sind bekannt und müssen im Verlauf berücksichtigt werden?
- Welche Behandlungsmöglichkeiten bietet die Schulmedizin für diese Krankheit?
- Mit welchen Nebenwirkungen allopathischer Behandlung müsste gerechnet werden?
- Ist ein operatives Vorgehen möglich, sinnvoll oder erforderlich?
- Müssen spezielle fachärztliche Untersuchungen durchgeführt werden?
- Wie wird der Patient vermutlich auf die allopathische Therapie reagieren, welchen tatsächlichen Behandlungserfolg kann er von der Schulmedizin erwarten?
- Ist eine Kombination schulmedizinischer und homöopathischer Behandlung im Einzelfall sinnvoll, erfolgversprechend oder notwendig?

Die Ergebnisse der schulmedizinischen Diagnostik geben freilich nur einen Teil der Krankheit wieder. Dieser Teil ist selbstverständlich richtig und wichtig, bedarf aber der Ergänzung durch die homöopathische Diagnostik (→ **Die Zeichensprache des Organismus**, → **Das voll-**

ständige Symptom). Erst der objektive Befund und das subjektive Befinden zusammen betrachtet lassen die Krankheit in ihrem vollen Umfang sichtbar werden!

➜ Schulmedizinische Therapie

Jede Therapie setzt eine sorgfältige Diagnostik voraus! Ergibt sich hieraus der dringende Verdacht auf eine schwere oder gar lebensbedrohliche Krankheit, dann ist immer zunächst die entsprechende schulmedizinische Therapie zu erwägen! Eine homöopathische Behandlungsalternative hängt in jedem Fall entscheidend von der Kompetenz und Erfahrung des Behandlers ab.

Ist ein chirurgischer Eingriff erforderlich, so kann die Homöopathie diesen in den meisten Fällen nicht ersetzen, wohl aber die Begleitumstände erleichtern und zu einer komplikationsfreien Wundheilung beitragen. Medikamente wie Antibiotika, Cortison oder Psychopharmaka sind wertvolle Errungenschaften der Schulmedizin, die in entsprechenden Situationen Leben retten oder schweres Leiden lindern können. In jedem Falle lässt sich durch ihren wohlabgewogenen Einsatz Zeit gewinnen, um parallel oder auch später eine sorgfältige klassisch-homöopathische Therapie beginnen zu können.

Oft wird behauptet, der Einsatz schulmedizinischer Medikamente mache eine spätere homöopathische Behandlung unmöglich, oder die allopathischen Arzneien müssten erst abgesetzt werden, bevor eine homöopathische Therapie begonnen werden könne. Diese Anschauung ist nicht richtig!

Es gibt Krankheitssituationen, in denen eine schulmedizinische Therapie nicht abgesetzt werden darf! Ein schwerer Asthmatiker kann zum Beispiel nicht auf Cortison verzichten, ohne dass eine lebensbedrohliche Verschlechterung seiner Atmung riskiert wird! Bei einem hochakuten bakteriellen Infekt mit rasanter Ausbreitung der ursächlichen Krankheitskeime kann auf eine antibiotische Therapie vermutlich nicht verzichtet werden! Oder ein unter schweren Depressionen leidender Mensch kann nicht einfach sein Antidepressivum weglassen, da sich die Depression sonst mit größter Wahrscheinlichkeit wesentlich verschlimmert.

In derartigen Fällen sollte unter dem Schutz der schulmedizinischen Therapie eine sorgfältige homöopathische Fallaufnahme erfolgen mit dem Ziel, diejenige homöopathische Arznei zu finden, die aller Voraussicht nach längerfristig denselben lindernden Effekt haben wird wie die aktuelle allopathische Behandlung. Wenn dies gelingt, so kann längerfristig vielleicht sogar eine Heilung und nicht nur eine Symptomlinderung gelingen. Im Vordergrund jeder therapeutischen Bemühung muss aber immer der Schutz des Patienten vor gefährlichen oder irreversiblen Komplikationen stehen!

Kombination aus allopathischer und homöopathischer Therapie

In manchen Fällen ist eine solche Kombination nicht nur sinnvoll, sondern auch notwendig, zum Beispiel dann, wenn ein Krankheitsgeschehen bereits weit fortgeschritten und eine Heilung im besten Sinne gar nicht mehr möglich ist, oder wenn sich im Verlauf zeigt, dass eine gewählte homöopathische Arznei gar nicht in der Lage ist, das ganze Krankheitsgeschehen vollständig abzudecken. Grund hierfür kann sein, dass die bestmöglich passende Arznei trotz sorgfältigster Fallaufnahme nicht gefunden werden konnte – was selbst den größten Homöopathinnen und Homöopathen immer wieder passieren kann – oder dass die Krankheit so vielschichtig und komplex ist, dass es diese eine universelle Arznei gar nicht gibt. Manchmal zeigt eine Krankheit auch nur ganz wenige oder fast keine Symptome, die für die homöopathische Arzneiwahl entscheidend wären; dann ist es natürlich besonders schwer, überhaupt ein Mittel zu finden, mit dem eine Therapie begonnen werden könnte!

Wenn also ein Kompromiss gemacht und eine Kombinationstherapie durchgeführt werden muss, so kann dies immerhin dazu beitragen, dass vielleicht ein Teil der allopathischen Medikamente abgesetzt oder zumindest in der Dosierung reduziert werden kann. Damit lässt sich nicht selten auch die Intensität von Nebenwirkungen der schulmedizinischen Behandlung reduzieren. Auch eine bessere Verträglichkeit der chemischen Arzneien ist auf diese Weise zu erzielen, manchmal aber auch einfach nur ein besseres Allgemeinbefinden, eine bessere psychische Grundstimmung, ein gebesserter Schlaf oder Appetit. Auch solche Teilergebnisse sollten dankbar aufgenommen werden!

Eine besondere Schwierigkeit bei bereits langfristiger schulmedizinischer Behandlung einer chronischen Krankheit besteht für die Homöopathie darin, dass sich der Patient möglicherweise gar nicht mehr genau daran erinnern kann, wo und wie seine Krankheit sich ursprünglich – also vor Beginn einer wirksamen allopathischen Behandlung – manifestiert hat. Dann ist es manchmal unmöglich, das → **vollständige Symptom** seiner Krankheit zu kennen. In diesen Fällen bedarf es besonders großer Geduld seitens der Patienten und seitens des homöopathischen Arztes, dieser ursprünglichen, authentischen Organsprache des Kranken Schritt für Schritt wieder auf die Spur zu kommen!

Alles Placebo?

Unter einem Placebo verstehen wir ein Schein-Medikament, welches nur deshalb eine lindernde oder heilende Wirkung hat, weil der Patient an diese Wirkung glaubt.

Selbstverständlich kann man das Placebo-Thema wesentlich wissenschaftlicher formulieren, etwa so, wie es die heute geläufigste Darstellung von Arthur K. Shapiro versucht: „Ein Placebo ist definiert als jede Art von Therapie oder Komponente einer Therapie, die absichtlich wegen ihres unspezifischen psychologischen oder psychophysiologischen Effektes eingesetzt wird oder die wegen ihres angeblichen oder eingebildeten spezifischen Effektes zum Einsatz kommt, wobei sie jedoch, objektiv betrachtet, über keine spezifische Aktivität hinsichtlich der zu behandelnden Zielsymptomatik verfügt."

Auch diese wortakrobatische Bemühung, ein schwieriges Phänomen auf den Punkt zu bringen, kann nicht verhindern, dass der Placebo-Begriff verwirrend ist und viele Aussagen zum Thema wissenschaftstheoretisch nicht haltbar sind.

Die Praxis der Homöopathie zeigt – weltweit und seit mehr als 200 Jahren! – Folgendes:

- Ein gut gewähltes homöopathisches Einzelmittel wirkt bei Tieren ebenso wie bei Säuglingen und Kleinkindern. Bei diesen kann von einem reinen Suggestiv-Effekt der „kleinen Kügelchen" wohl nicht die Rede sein. Beispielsweise wird Belladonna bei einem hochfiebernden Kind mit rotem heißem Kopf und kalten Ärmchen und Beinchen deshalb wirken, weil das Kind Symptome entwickelt hat, die ihre Entsprechung im ➡ **Arzneimittelbild** von Belladonna finden, und nicht etwa deshalb, weil das Kind an die Homöopathie glaubt. Eine falsch gewählte homöopathische Arznei wird in der gleichen Krankheitssituation auch dann nicht wirken, wenn die Mutter des Kindes an die Homöopathie glaubt. Die Wirkung wird deswegen nicht eintreten, weil sich Symptombild des fiebernden Kindes und Arzneimittelbild nicht entsprechen wie Schlüssel und Schloss.
- Die Homöopathie kennt das Phänomen der ➡ **Erstverschlimmerung**, die in ganz unterschiedlicher Art und Weise in Erscheinung treten kann. Sie kann auch bei Patienten eintreten, die an die Homöopathie glauben. In diesem Fall widerspricht das tatsächlich zunächst eintretende Ereignis der vom gläubigen Patienten erwarteten Besserung.
- Immer wieder kommt es vor, dass gerade in schwierigen chronischen Fällen das genau passende Heilmittel zunächst nicht gefunden wird und der Patient zunächst keine Verbesserung seines Gesundheitszustandes verspürt. Wiederholt sich dies womöglich mehrmals, so hat der anfänglich gläubige Patient eines Tages seinen Glauben an die Homöopathie verloren. Gelingt es dann doch noch, ins Schwarze zu treffen und das genau passende Heilmittel zu finden, so überrascht die nunmehr einsetzende Wirkung den inzwischen skeptisch

oder ungläubig gewordenen Patienten umso mehr, und von einer Placebo-Heilung kann nicht mehr die Rede sein.
- Manchmal wird die Wirkung der Homöopathie auf die zeitintensive Zuwendung des homöopathischen Arztes oder der homöopathischen Ärztin in der ➡ **Anamnese** zurückgeführt. Warum aber sollten gerade Homöopathen, womöglich ohne jede psychotherapeutische Ausbildung, ein so viel höheres Maß an charismatischer Heilkraft haben als ihre schulmedizinischen Kolleginnen und Kollegen? Warum sind jene nicht in gleicher Weise in der Lage, allein durch Fragen und Zuhören Krankheiten wie Neurodermitis, Asthma, Schlafstörungen, Durchfälle und vieles mehr zu heilen, während homöopathische Ärzte doch in aller Regel nur ständig in ihren dicken Büchern blättern und zum guten Schluss „Nichts" in der Hand haben, als ein Glas mit vielen kleinen, runden, weißen Kügelchen, mit denen sie dann auch noch sparsam umgehen, indem sie ihrem Patienten womöglich nur drei oder fünf davon zum Lutschen verordnen und auf einen Folgetermin Tage bis Wochen später verweisen?

Machen Sie sich bitte Ihr eigenes Bild von dieser in zahllosen Krankheitsfällen bewährten Heilmethode der Klassischen Homöopathie! Wir wünschen uns kritische und mündige Patientinnen und Patienten, die bereit sind, mit Geduld und klarem Blick sowie in Zusammenarbeit mit kompetenten homöopathischen Ärztinnen und Ärzten über den Tellerrand der Schulmedizin hinauszuschauen, um die Wirksamkeit dieser Medizin der Zukunft immer wieder neu zu bestätigen!

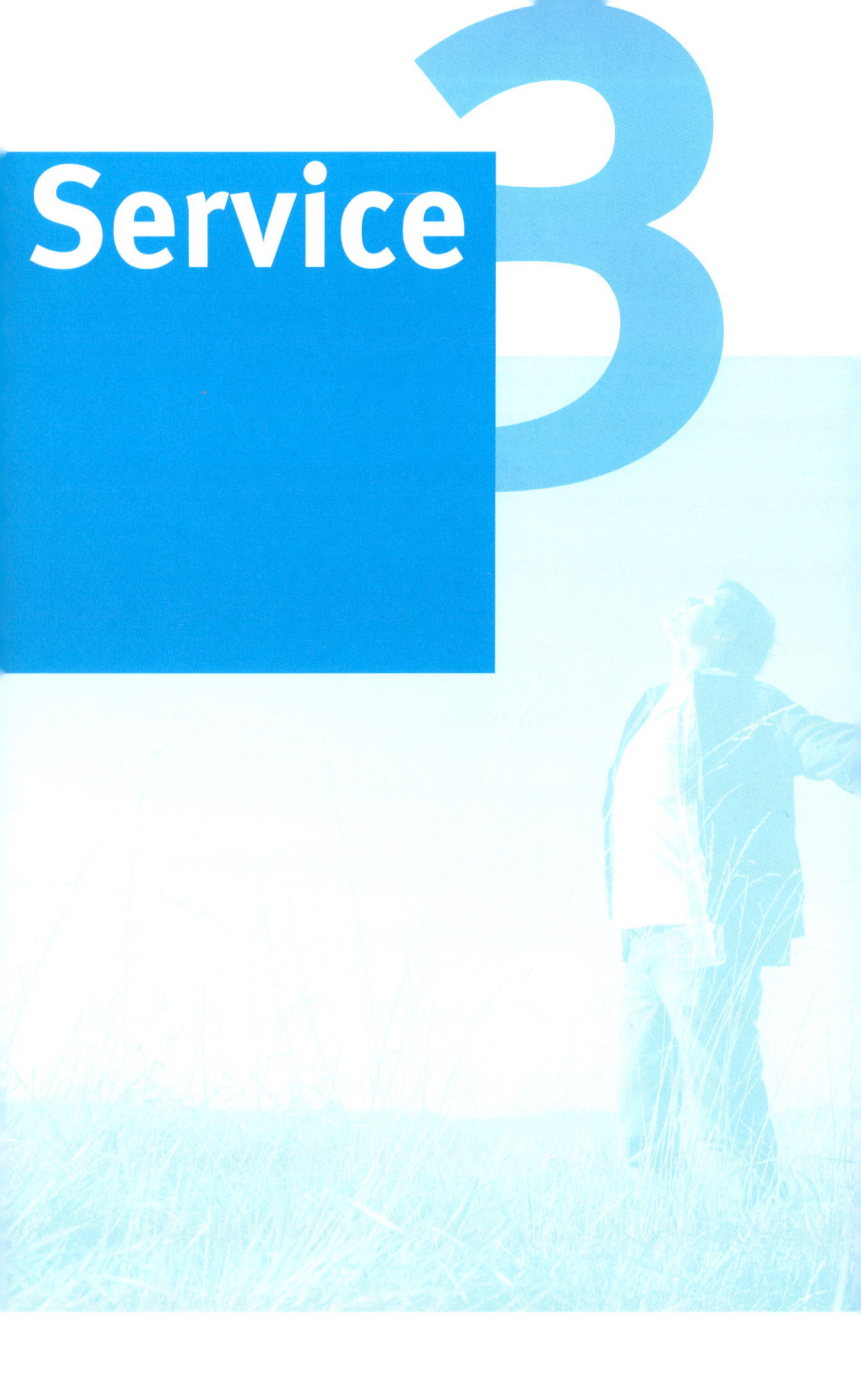

Service 3

Häufige Fragen rund um die Homöopathie

→ Komplexmittel–Homöopathie?

Ein homöopathisches Komplexmittel enthält mehrere potenzierte Einzelmittel. Oft liegen die verschiedenen Inhaltsstoffe in unterschiedlichem Potenzierungsgrad vor. Die Präparate wirken vermutlich meist deshalb, weil ein einzelner Bestandteil der Mischung ohnehin der aktuell Passende gewesen wäre. Meist handelt es sich um die Mischung von Einzelmitteln, die bei einer bestimmten Gruppe von Krankheitsphänomenen, zum Beispiel Grippe, Schwindel oder Heuschnupfen, besonders häufig als Akutmittel in Frage kommen. Die Wahrscheinlichkeit ist damit relativ hoch, dass Teile der Symptomatik des Patienten tatsächlich abgedeckt werden; dies bedeutet jedoch nicht automatisch, dass der Patient damit insgesamt gesünder geworden ist. Auch mit Homöopathie lassen sich Symptome unterdrücken! Je nach Situation können die Komplexmittel das klare Symptombild der Krankheit auch verwischen, so dass eine anschließende klassisch-homöopathische Behandlung erschwert wird. Komplexmittel erkennen Sie daran, dass sie mehrere mit D oder C und einer anschließenden Zahl versehene Inhaltsstoffe aufweisen. Komplexe mit pflanzlichen Inhaltsstoffen in Urtinktur und oder Potenzen zwischen D 1 und D 4 kann man sinngemäß wie eine pflanzliche Arznei verwenden.

Unter dem Argument des Zeitdrucks einer kassenärztlichen Praxis kann die vorübergehende Verschreibung von Komplexmitteln gerechtfertigt sein; Sie müssen aber wissen, dass damit nicht annähernd das Potenzial einer gezielten Einzelmittel-Homöopathie ausgeschöpft wird.

Was ist → Anthroposophische Medizin?

Auch die Behandlungslehre Rudolf Steiners verwendet homöopathische Arzneien. Ihre Anwendung ist dabei in einen weltanschaulichen Kontext eingebunden und weicht erheblich von der Lehre der Klassischen Homöopathie ab.

Was ist ➜ Elektoakupunktur nach Voll?

Hier werden im Anschluss an ein spezielles Testverfahren homöopathisch zubereitete Substanzen, oft Nosoden in hoher Potenzierung und auch zum Teil größerer Zahl mittels Injektion verabreicht. Vor dieser Therapie sei hier aus klassisch-homöopathischer Sicht ausdrücklich gewarnt! Bedenkt man die prinzipiell starke Wirkung von Hochpotenzen, so ist die simultane Verabreichung gleich mehrerer dieser Zubereitungen nicht nur widersinnig, sondern macht auch in vielen Fällen eine anschließende oder spätere konsequente homöopathische Therapie so gut wie unmöglich.

Was ist ➜ Bioresonanz-Therapie?

Diese Methode ist mit der Klassischen Homöopathie Hahnemanns übehaupt nicht vergleichbar. Ihre Anwender meinen, ein elektronisches Gerät könne die kranke Energie des Patienten erkennen, filtern und am Ende gesunde Energie an den Organismus zurückgeben.

Die gesamte Vielfalt der Lebensäußerungen eines in seiner ➜ **Lebenskraft** geschwächten Organismus nimmt der Homöopath mit all seinen Sinnen, mit Herz und Verstand wahr und ernst. Diese komplexe Leistung von einem technischen Gerät zu erwarten, ist ähnlich absurd wie die Meinung der heutigen Schulmedizin, allein ihre technisch erhobenen Befunde zeigten die alleinige und ganze Wahrheit dessen, was Menschsein in Gesundheit und Krankheit ausmacht!

Leider wird diese Methode heute auch deshalb häufig angewandt, weil sie vergleichsweise rasch zu erlernen und ihre Anwendung in der Praxis ebenfalls zeitsparend möglich ist.

Was sind ➜ Schüssler-Salze?

Dr. Wilhelm Schüssler ordnete verschiedenen Krankheitsbildern oder Funktionsstörungen 12 verschiedene Mineralsalze zu, mit denen diese Störungen behandelt werden können. Diese Salze liegen in D 6 oder D 12 Potenz vor, es handelt sich also um korrekt homöopathisch zubereitete Arzneien in niedriger Potenz. Das Raster, nach dem diese 12 Arzneien verordnet werden, ist entsprechend grob und lässt bei Weitem nicht so viel Differenzierungen zu wie die große Zahl der homöopathischen Arzneien. Dennoch handelt es sich im Einzelfall um eine wirksame Therapie mit Niedrigpotenzen, die aber nicht zusammen mit einer klassisch-homöopathischen Einzelmitteltherapie kombiniert werden sollte, da sonst die Wirkeffekte nicht klar zugeordnet werden können.

Was ist ➡ Bachblüten-Therapie?

Im Gegensatz zu den ➡ Schüssler-Salzen handelt es sich bei den vom englischen Arzt Edward Bach eingeführten Mitteln um ausschließlich pflanzliche Arzneien, deren Herstellung vergleichbar ist mit den homöopathischen Arzneien. Die Mittel werden ähnlich wie homöopathische Arzneien aufgrund einer Ähnlichkeit zwischen Symptomatik des Patienten und einem von Bach beschriebenen, fast ausschließlich psychischen Symptombild der jeweiligen Arznei verordnet. Auch hier gilt dieselbe Einschränkung wie bei den Schüssler-Salzen, dass nämlich die Möglichkeit der individuellen Differenzierung bei insgesamt 38 plus Rescue-Mischung zur Verfügung stehenden Mitteln weit geringer ist als in der Homöopathie mit ihren Hunderten von Arzneien aus dem mineralischen, pflanzlichen und tierischen Bereich. Ebenso ist eine Kombination von Homöopathie und Bachblüten-Therapie nicht sinnvoll.

Was unterscheidet Heilpraktiker von homöopathischen Ärzten oder Ärztinnen?

Heilpraktiker müssen, um sich niederlassen zu können, eine Prüfung ablegen, in der sie nachweisen, dass sie die Grenzen ihrer nichtärztlichen Tätigkeit kennen; spezielle Kenntnisse in den unterschiedlichsten Naturheilverfahren oder der Homöopathie werden dabei nicht geprüft!

Homöopathische Ärztinnen und Ärzte haben dem gegenüber sowohl eine mit einer Facharztprüfung abgeschlossene schulmedizinisch-diagnostische und therapeutische Ausbildung als auch eine Zusatzausbildung – zum Beispiel für Homöopathie – erfolgreich absolviert. Sämtliche

Zusatzbezeichnungen sind inhaltlich und in ihrer zeitlichen Dimension von den Ärztekammern streng festgelegt. Der ➡ **Deutsche Zentralverein homöopathischer Ärzte e.V. (DZVhÄ)** vergibt seit 2003 ein ➡ **Diplom** an all diejenigen homöopathischen Ärztinnen und Ärzte, die eine kontinuierliche 3-jährige Vollausbildung in Homöopathie durchlaufen haben. Das Diplom weist darauf hin, dass die Ausbildung noch deutlich über das hinausgeht, was von den Ärztekammern gefordert wird.

Zweifellos gibt es auch Heilpraktiker, die eine sehr gute homöopathische Ausbildung durchlaufen haben. Gerade im Falle der Behandlung schwerer chronischer Krankheiten sollte jedoch immer eine sehr enge Zusammenarbeit mit entsprechend aufgeschlossenen Ärztinnen und Ärzten aus den entsprechenden schulmedizinischen Fachbereichen gewährleistet sein!

Woran erkenne ich einen erfahrenen homöopathischen Arzt oder eine homöopathische Ärztin?

Die Erfahrung eines Homöopathen wächst selbstverständlich mit den Jahren, in denen er sich hauptsächlich oder ausschließlich mit der Klassischen Homöopathie beschäftigt hat. Aber auch jüngere Ärztinnen und Ärzte können die Qualität ihrer Arbeit dadurch erheblich steigern, dass sie sich regelmäßiger Supervision durch langjährig praxiserfahrene Kollginnen und Kollegen unterziehen. Regelmäßige Fortbildungen oder die Teilnahme an homöopathischen Qualitätszirkeln führen zu einem wesentlichen Wissens- und Erfahrungsaufbau, dessen Basis selbstverständlich eine solide Vollausbildung sein muss. Der ➡ **Deutsche Zentralverein homöopathischer Ärzte e.V.** und seine Landesverbände bieten als ältester deutscher ärztlicher Berufsverband ein aufwändiges Weiterbildungsprogramm zur Erlangung der Zusatzbezeichnung *Homöopathie* an, welches der Komplexität des Themas, den theoretischen Hintergründen und insbesondere der praktischen Anwendung in höchstem Maße Rechnung trägt. Die zusätzliche Einführung eines **Diploms** dokumentiert den hohen Qualitätsanspruch des Verbandes wie auch seiner Mitglieder, die ein solches Diplom beantragt und erhalten haben.

Normalerweise reservieren homöopathische Ärztinnen und Ärzte für das ➡ **Anamnesegespräch** mindestens eine Stunde, in den meisten Fällen aber auch bis zu zwei und mehr Stunden. Pendeln oder andere Testverfahren gehören ebensowenig zum Repertoire eines klassisch-homöopathisch arbeitenden Therapeuten wie psychotherapeutische Begleitmaßnahmen wie zum Beispiel Familienaufstellungen oder Ähnliches! Die grundsätzliche Gabe hoher und höchster Potenzen sagt nichts über das Wissen des Homöopathen. Ebenso ist ein allzu häufiger Wechsel der Arzneien manchmal Zeichen mangelnder therapeutischer Sicherheit. Der komplette Verzicht auf jegliche allopathische Medikation oder gar deren abwertende Beurteilung können zwar einen besonders erfahrenen und strengen Homöopathen auszeichnen, die Erfahrung zeigt aber, dass in zahlreichen Krankheitsfällen die ➡ **Grenzen** für die Homöopathie erreicht werden und daher zumindest eine begleitende, eventuell auch vorübergehend alleinige allopathische Behandlung im Interesse der Sicherheit für den Patienten sinnvoll und notwendig sein kann. Es ist also gerade auch ein Zeichen für einen besonders verantwortungsvoll arbeitenden Arzt, wenn er sich der Grenzen der Homöopathie sehr genau bewusst ist.

Brauche ich einen homöopathischen Facharzt?

Viele Krankheiten können je nach eigener Praxiserfahrung von allen homöopathischen Ärzten behandelt werden. Voraussetzung ist eine gründliche und solide Ausbildung, die zum Beispiel der Deutsche Zentralverein homöopathischer Ärzte e.V. und seine Landesverbände anbietet, sowie die Bereitschaft zu regelmäßigem Besuch von homöopathischen Fortbildungen und Supervisionen.

In vielen Fällen handelt es sich aber auch um sehr komplexe Krankheitssituationen, die möglicherweise parallel oder auch phasenweise schulmedizinisch behandelt werden müssen. Dann ist es sicherlich von Vorteil, wenn der homöopathische Arzt auch besondere Erfahrung und Kompetenz im Bereich der adäquaten Diagnostik und der allopathischen Behandlung dieser Krankheiten hat. Erfreulicherweise gibt es zunehmend mehr Fachärzte in den Bereichen Kinderheilkunde, Frauenheilkunde, Innere Medizin, Dermatologie, HNO, Psychiatrie und Neurologie, die eine fundierte homöopathische Zusatzqualifikation aufgebaut haben. Achten Sie auch hier darauf, ob der Arzt das Homöopathie-Diplom des Deutschen Zentralverein homöopathischer Ärzte erworben hat.

Was kostet die homöopathische Behandlung?

Ein großer Teil der klassisch-homöopathisch arbeitenden Ärztinnen und Ärzte hat keine Verträge mit den gesetzlichen Krankenkassen abgeschlossen, da der von diesen vorgegebene Gebührenrahmen keine adäquate Vergütung der zeitaufwändigen und gesprächsintensiven Therapie zulässt.

Die Abrechnung der Behandlung erfolgt in diesem Fall immer auf der Grundlage der Gebührenordnung für Ärzte (GOÄ). Diese sieht für die ➜ **homöopathische Erstanamnese** die Ziffer 30 und für ➜ **homöopathische Folgekonsultation** die Ziffer 31 vor. Insbesondere die Ziffer 30 wird je nach Schwierigkeitsgrad der Anamnese und des zu behandelnden Krankheitsbildes sowie der erforderlichen Zeitdauer für das Erstgespräch und die anschließende Auswertung mit einem Steigerungsfaktor multipliziert. Private Krankenversicherungen übernehmen gewöhnlich die Kosten bis zum 3,5-fachen des einfachen Gebührensatzes, sofern der Steigerungsfaktor ausführlich begründet wurde.

Die nur einmalig anfallenden Kosten für die Erstanamnese können bei Erwachsenen zwischen 150 und 300 Euro, bei Kindern auch darunter liegen. Folgekonsultationen werden üblicherweise mit den entsprechenden Regelsätzen und einem Steigerungsfaktor wiederum je nach Zeitaufwand und Schwierigkeit abgerechnet und damit ebenfalls von den Privatkassen übernommen.

Wenn höhere Steigerungsfaktoren zur Anwendung kommen, so muss dies mit Ihnen vor Behandlungsbeginn besprochen werden; Sie müssen sich damit schriftlich einverstanden erklären.

Bitte bedenken Sie in diesem Zusammenhang, dass homöopathische Ärzte und Ärztinnen eine hochqualifizierte Zweitausbildung absolviert haben, die entsprechend den Richtlinien des DZVhÄ zur Erlangung eines Diploms mindestens drei Jahre dauert und in der Folge durch Besuch regelmäßiger, zeit- und kostenintensiver Fortbildungsveranstaltungen und Supervisionen ergänzt werden muss. Viele homöopathisch tätige Ärztinnen und Ärzte treffen sich außerdem regelmäßig in sogenannten Qualitätszirkeln, um die hochkomplexen Anforderungen an eine ärztliche Homöopathie immer wieder zu vertiefen.

Im Sommer 2005 ist es dem DZVhÄ gelungen, so genannte „Verträge zur Integrierten Versorgung" mit vielen gesetzlichen Krankenkassen und dem Deutschen Apothekerverband abzuschließen. Nun können auch die in diesen Kassen gesetzlich Versicherten ihre homöopathische Behandlung bei Kassenärzten mit der Zusatzbezeichnung *Homöopathie* erhalten. Auch hier verweist das Diplom des DZVhÄ auf eine besonders fundierte Aus- und Weiterbildung des Arztes.

Eine private Zusatzversicherung für gesetzlich Versicherte trägt die Kosten bei der Behandlung bei einem Privatarzt. Doch nicht alle privaten Kassen bieten eine Zusatzversicherung für die ärztliche Homöopathie an, der Vertragstext muss sehr genau gelesen werden.

Auf der Webseite des Deutschen Zentralvereins homöopathischer Ärzte (DZVhÄ) www.welt-der-homoeopathie.de befindet sich unter dem Punkt *Homöopathie für Kassenpatienten* sowohl eine Übersicht der an den Verträgen beteiligten gesetzlichen Krankenkassen als auch eine Liste der privaten Zusatzversicherungen.

Kann ich mich homöopathisch selbst behandeln?

Homöopathie setzt die Kenntnis der Grundregeln ihrer Anwendung sowie eine solide Kenntnis der homöopathischen Arzneimittelbilder voraus. Homöopathische Ärztinnen und Ärzte absolvieren deshalb bis zur Erlangung ihres Diploms eine mindestens 3-jährige kontinuierliche Ausbildung unter Anleitung praxiserfahrener Therapeutinnen und Therapeuten.

Laien können sich mit Hilfe der entsprechenden Literatur (siehe Literaturempfehlung auf den Seiten 89 bis 90) die Grundlagen der Homöopathie für den Hausgebrauch aneignen, müssen dabei aber immer die Grenzen Ihres Wissens und Ihrer Erfahrung berücksichtigen. Wenn Behandlungs-Selbstversuche nicht kurzfristig zu einer deutlichen Besserung oder gar zu einer Verschlimmerung der Beschwerden führen, so sollte immer ein erfahrener homöopathischer Arzt oder eine homöopathische Ärztin konsultiert werden!

Es gibt einige sehr bewährte homöopathische Einzelmittel, die in ganz bestimmten, häufig auftretenden harmloseren Krankheitssituationen oder bei akuten Verletzungen angewendet werden können. Es sollte aber immer versucht werden, eine größtmögliche Ähnlichkeit zwischen Beschwerdebild und Arzneimittelbild zu finden!

Bitte bedenken Sie: Ein falsch gewähltes homöopathisches Mittel für den Akutfall kann die laufende homöopathische Behandlung einer chronischen Krankheit wesentlich mehr stören als zum Beispiel eine Schmerztablette.

Brauche ich eine ➜ Homöopathische Hausapotheke?

Wenn Sie Wert darauf legen, sich und Ihre Familie regelmäßig und konsequent homöopathisch zu behandeln oder selbst wegen einer chronischen Krankheit in homöopathischer Behandlung sind, so ist eine homöopathische Hausapotheke sinnvoll. Sie finden darin je nach Ausstattung zumindest die Arzneien, die Sie in einfacheren akuten Krankheitssituationen oder Notfällen brauchen können. Meist sind darin auch die Arzneien enthalten, die Sie auf Reisen oder beim Sport häufiger anwenden können. In etwas größeren Taschenapotheken mit 30 bis 60 Einzelmitteln sind auch solche Arzneien enthalten, die vermutlich nur Ihr homöopathischer Arzt in besonderen Krankheitssituationen einsetzen wird; gerade nachts sowie an Sonn- und Feiertagen können Sie dann sofort reagieren, auch wenn Apotheken geschlossen sind oder das spezielle Mittel momentan nicht auf Lager haben.

Diese Mittel sollten Sie in einer **C 30 Potenz** vorrätig haben, da bei sorgfältiger Arzneiwahl ein Wirkungseintritt oft schneller und oder deutlicher spürbar wird.

Der Deutsche Zentralverein homöopathischer Ärzte (DZVhÄ) empfiehlt für eine kleine homöopathische Hausapotheke diese Arzneimittel in der Potenz C 12:

Aconitum napellus	Blauer Eisenhut
Apisinum	Bienengift
Arnica	Bergwohlverleih
Arsenicum album	Weißes Arsenik
Belladonna	Tollkirsche
Bellis perennis	Gänseblümchen
Bryonia	Zaunrübe
Cantharis	Spanische Fliege
Chamomilla	Echte Kamille
Colocynthis	Koloquinte
Eupatorium perfoliatum	Durchwachsener Wasserhanf
Ferrum phosphoricum	Wasserhaltiges Eisen (III)-Phosphat
Gelsemium	Wilder Jasmin
Hepar sulfuris	Kalkschwefelleber
Hypericum	Johanniskraut
Lachesis	Gift der Buschmeisterschlange
Ledum	Sumpfporst
Nux vomica	Brechnuss
Phosphorus	Gelber Phosphor
Phytolacca	Kermesbeere
Pulsatilla	Wiesen-Küchenschelle
Rhus toxicodendron	Giftsumach
Ruta	Weinraute
Staphisagria	Stephanskraut
Symphytum	Gemeiner Beinwell

Große homöopathische Taschenapotheke mit 60 Mitteln in C 30

Dosierungsanweisung: Bitte wenden Sie sich an Ihren homöopathischen Arzt, da die Verordnung bei Hochpotenzen individuell gegeben wird.

Aconitum napellus	Blauer Eisenhut
Antimonium crudum	Schwarzer Spießglanz
Antimonium tartaricum	Brechweinstein
Apis mellifica	Honigbiene
Arnica montana	Bergwohlverleih
Arsenicum album	Weißes Arsenik
Belladonna atropa	Tollkirsche
Bryonia alba	Zaunrübe
Bufo rana	Erdkröte
Calcium carbonicum	Austernschalenkalk
Calcium sulphuricum	Gefälltes Calciumsulfat
Cantharis vesicatoria	Spanische Fliege
Carbo vegetabilis	Holzkohle
Causticum (Hahnemanni)	Ätzstoff Hahnemanns
Chamomilla	Echte Kamille
China officialis	Roter Chinarindenbaum
Colocynthis citrullus	Koloquinte
Crotalus horridus	Gift der Waldklapperschlange
Drosera rotundifolia	Rundblättriger Sonnentau
Dulcamara solanum	Bittersüßer Nachtschatten
Eupatorium perfoliatum	Durchwachsener Wasserhanf
Ferrum phosphoricum	Wasserhaltiges Eisen (III)-Phosphat
Gelsemium sempervirens	Wilder Jasmin
Glonoinum	Nitroglycerin
Hepar sulfuris	Kalkschwefelleber
Hypericum perforatum	Johanniskraut
Ignatia amara	Ignatiusbohne
Ipecacuanha	Brechwurzel
Kalium bichronicum	Kaliumdichromat
Kalium carbonicum	Pottasche

Lac caninum	Hundemilch
Lachesis muta	Gift der Buschmeisterschlange
Ledum palustre	Sumpfporst
Lycopodium clavatum	Bärlapp
Magnesium phosphoricum	Magnesiumhydrogenphosphat
Mercurius solubilis	lösliches Quecksilber
Natrium muriaticum	Kochsalz
Natrium sulphuricum	Glaubersalz
Nitricum acidum	Salpetersäure
Nux vomica	Brechnuss
Opium	Schlafmohn
Phosphorus	Gelber Phosphor
Phytolacca decandra	Kermesbeere
Podophyllum	Fußblatt, Maiapfel
Pulsatilla	Wiesen-Küchenschelle
Rhus toxicodendron	Giftsumach
Ruta graveolens	Weinraute
Sarsaparilla officinalis	Stechwinde
Sepia officinalis	Tintenfisch
Silicea terra	Kieselsäure
Spongia marina	Badeschwamm
Stannum metallicum	Metallisches Zinn
Staphisagria	Stephanskraut
Stramonium	Weißer Stechapfel
Sulphur	Schwefel
Symphytum	Gemeiner Beinwell
Tuberculinum bovinum	Rinder-Tuberkulose-Nosode
Veratrum album	Weiße Nieswurz, weißer Germer

Welche ➜ Naturheilverfahren passen zur Homöopathie?

Naturheilverfahren sollten die Lebenskraft in ähnlicher Weise wie die Homöopathie unterstützen, ohne wichtige Mosaiksteinchen der homöopathischen Arzneifindung zu verändern oder das Krankheitsbild zu verwischen. Folgende Therapieansätze können eine homöopathische Behandlung sinnvoll ergänzen:

1. Ernährungstherapie, Diäten, eventuell Fasten
2. Physikalisch-physiotherapeutische Maßnahmen, dazu gehören zum Beispiel Kneippsche Anwendungen, Wickel und Packungen, Bäder, Massagen, Lymphdrainage oder die Bewegungstherapie
3. Osteopathie
4. Behandlung mit Pflanzenextrakten (Phytotherapie). Vorsicht! Ätherische Öle, die in manchen Hausmitteln und Fertigarzneien vorkommen, können die Wirkung homöopathischer Arzneien aufheben!
5. Symbioselenkung (Behandlung mit Bakterienpräparaten zur Verbesserung der Darmflora)
6. Entspannungsverfahren wie etwa Autogenes Training, Eutonie, Feldenkrais Therapie, oder Progressive Muskelrelaxation
7. Psychotherapeutische Begleitung und Therapie

Vorsicht ist geboten bei gleichzeitiger Anwendung von Homöopathie mit Akupunktur, Neuraltherapie oder Bioresonanztherapie. Diese Therapien sind, weil teilweise hochwirksam, durchaus in der Lage, das Symptombild sehr wesentlich zu verändern oder auch zu verbessern. Deshalb kann eine konsequente Beurteilung der homöopathischen Mittelwirkung zumindest sehr erschwert, wenn nicht sogar unmöglich gemacht werden kann.

Wenn Sie im Zweifel sind, ob eine naturheilkundliche Maßnahme zur Homöopathie passt, dann fragen Sie bitte Ihren homöopathischen Arzt oder Ihre Ärztin. (Siehe hierzu auch die Literaturempfehlungen.)

Darf ich Kaffee trinken?
Welche Zahncreme darf ich benutzen?

Bestimmte Substanzen und Stoffgruppen können eine homöopathische Mittelwirkung beeinträchtigen oder in Einzelfällen auch aufheben. Hierzu gehören Bohnenkaffee und Ätherische Öle.

Ob die eine oder andere Substanz im Einzelfall störend wirkt, ist vorher nie ganz sicher einzuschätzen. Zeigt eine Arznei im Laufe der Zeit deutliche Heilwirkung, so ist immerhin klar, dass das richtige Mittel vermutlich gefunden wurde, und die Einschränkungen – zum Beispiel des Bohnenkaffees – können wieder gelockert werden, wenn der Patient dies dringend wünscht. Stark konzentrierte Zubereitungen von Pflanzen mit hohem Anteil an ätherischen Ölen sollten jedoch immer gemieden werden! Auf keinen Fall müssen Sie zum Beispiel auf Ihre Zahnpflege verzichten. Es gibt verschiedene homöopathieverträgliche Produkte, die in der Regel mit einem entsprechenden Aufdruck versehen sind.

Besonders der Kampfer hat eine stark blockierende (antidotierende) Wirkung auf homöopathische Mittel! In vielen Fertigarzneien sind ätherische Öle, zum Teil auch Kampfer, enthalten; bitte fragen Sie Ihren Arzt oder Ihren Apotheker, wenn Sie im Zweifel sind!

Fachbegriffe und ihre Bedeutungen

Ähnlichkeitsregel
Similia similibus curentur – Ähnliches werde durch Ähnliches geheilt. Diese Regel gehört zu den wichtigsten Grundprinzipien der Homöopathie. Nur das homöopathische Mittel wirkt, das in einer Arzneimittelprüfung die Symptome hervorgerufen hat, an denen der Erkrankte leidet.

Allopathie
Anderer Begriff für Schulmedizin. Hergeleitet von allos = anders, pathos = Leiden. Es werden Arzneien verwendet, die eine der Krankheitsursache entgegengesetzte Wirkung haben.

Arzneimittelbild
Bei Arzneimittelprüfungen dokumentierte körperliche, seelische und geistige Symptome. Zur Heilung muss das Arzneimittelbild zu den Symptomen des Kranken passen, wie der Schlüssel zum Schloss.

Arzneimittelprüfung
Gesunde Prüfer nehmen ein Mittel solange ein, bis Symptome auftreten, die dann dokumentiert werden. Die Sammlung der Prüfungssymptome ergibt das Arzneimittelbild.

Ausgangsstoffe homöopathischer Arzneien
Sie lassen sich in fünf Gruppen einteilen: Pflanzliche, tierische, anorganische und organische Stoffe und Nosoden (sterilisierte menschliche oder tierische Krankheitsprodukte).

Bewährte Indikationen
Dies sind Therapieempfehlungen für die Selbstmedikation. Etwa Apis bei einem Insektenstich, Arnica bei Verletzungen. Die Ähnlichkeitsregel muss aber auch hier berücksichtigt werden. Auch homöopathische Ärz-

te verordnen manchmal so, vor allem in den Fällen, in denen sich eine Arznei für eine häufig auftretende Symptomatik besonders häufig als hilfreich erwiesen hat.

Besondere Therapierichtungen

Es gibt viele Bezeichnungen für die Therapierichtungen, die nicht zur Schulmedizin gehören: Etwa Komplementärmedizin oder alternative Therapierichtungen. Im Sozialgesetzbuch (SGB) V heißt es „Besondere Therapierichtungen" und es werden drei besonders hervorgehoben: die Anthroposophie, die Homöopathie und die Phytotherapie. Sie sollen gleichberechtigt neben der Schulmedizin stehen.

Chinarindenversuch

Eine Arzneimittelprüfung, die zu einer neuen Therapierichtung führte. Der Selbstversuch regte Hahnemann zur Erforschung des Ähnlichkeitsprinzips an.

C-Potenz

Das C steht für centesimal = 100. Homöopathische Arznei, welche im Verhältnis 1:100 verdünnt und potenziert wurde.

Darreichungsformen

Homöopathische Arzneien gibt es in Form von Globuli, Tabletten, Dilutionen (alkoholhaltigen Lösungen), Salben, Injektionslösungen, aber auch als Augen- oder Nasentropfen.

Dilution

Flüssige Arzneien, sie bestehen aus bis zu 62-prozentigem Alkohol.

D-Potenz

Das D steht für dezimal = 10. Homöopathische Arznei, welche im Verhältnis 1:10 verdünnt und potenziert wurde.

Einzelmittel
Arzneien mit nur einem Wirkstoff.

Erstverschlimmerung oder Erstreaktion
Nach der Einnahme eines homöopathischen Arzneimittels können Krankheiten kurzzeitig verstärkt auftreten, ältere Erkrankungen können kurz aufflackern. Das bedeutet, dass der Organismus auf die Arznei reagiert, ein positives Zeichen.

Gabe
Zwei bis drei Globuli oder Tropfen oder eine Tablette. Das gilt für Erwachsene und Kinder gleichermaßen.

Globuli
Üblichste homöopathische Arzneiform, die Kügelchen werden aus Saccharose hergestellt und mit dem flüssigem Wirkstoff gleichmäßig befeuchtet.

Hahnemann, Dr. med. Samuel (1755-1843)
Begründer der Homöopathie.

Heringsche Regel
Nach einer Regel, die Constantin Hering (1800-1880) beschrieben hat, heilen die Symptome von oben nach unten, von innen nach außen und in umgekehrter Reihenfolge ihres Erscheinens ab.

Homöopathie
Die Homöopathie ist eine Arzneitherapie, die von dem deutschen Arzt Samuel Hahnemann Ende des 18. Jahrhunderts entwickelt wurde. Ihre wichtigsten Merkmale sind: Gezielte Arzneimittelwahl mit Hilfe der Ähnlichkeitsregel, die sich nach individuellen Krankheitszeichen und Persönlichkeitsmerkmalen des Patienten richtet, sowie die Verwendung der Arzneimittel in potenzierter Form.

Homöopathisches Arzneibuch (HAB)
Die Herstellung homöopathischer Arzneimittel unterliegt Vorschriften, die im HAB zusammengefasst sind. So soll eine gleichbleibende Qualität der Arzneimittel sichergestellt werden.

Komplexmittel
Im Gegensatz zum Einzelmittel bestehen homöopathische Komplexmittel aus mindestens zwei, oft aber bis zu fünf oder sechs verschiedenen Mitteln. Diese Mittel werden nach der Erkrankung, zum Beispiel Heuschnupfen, verordnet und nicht nach der Ähnlichkeitsregel.

Konstitution
Bezeichnet die individuell angelegten körperlichen, geistigen und emotionalen Merkmale und Reaktionsmuster; nicht identisch mit Vererbung.

LM-Potenz
LM steht für die Verdünnung 1:50.000, wird auch Q-Potenz (Quinquagiesmillesimal) genannt.

Materia medica
Sammlung der bekannten Arzneimittel mit ihrem Arzneimittelbild.

Modalitäten
Umstände, die zu einer Verbesserung oder Verschlechterung einer Krankheit führen.

Nosode
Aus sterilisierten menschlichen oder tierischen Krankheitsprodukten hergestellte Arzneien.

Organon
Das „Organon der Heilkunst" entstand 1810 als Hahnemanns Hauptwerk.

Polychreste
Sammelbezeichnung für die am häufigsten verwendeten Konstitutionsmittel.

Potenzieren
Verdünnung des Ausgangsstoffes und Zufuhr von Energie durch Verschütteln oder Verreiben.

Simile
Bezeichnung für das nach der Ähnlichkeitsregel ausgewählte Arzneimittel.

Verkleppern
Ein bis drei Globuli werden in etwa 100ml Wasser mit einem Plastik-Eierlöffel verrührt.

Zusatzbezeichnung
Die Zusatzbezeichnung *Homöopathie* erhalten Ärzte nach ihrer Weiterbildung.

Ihr Therapie-Begleiter

Die folgenden Stichworte sollen Ihnen helfen, Ihre eigene homöopathische Behandlung nachvollziehbar zu dokumentieren, so daß Sie selbst jederzeit sehen können, wie sich Ihr Symptomenmosaik verändert bzw. gebessert hat.

Erstanamnese

Datum

- Was sind oder waren Ihre Hauptbeschwerden zum Zeitpunkt der Erstanamnese?

- Was ist oder war Ihr Therapieziel?

- Haben oder hatten Sie den Eindruck, dass Ihr homöopathischer Arzt Sie verstanden hat?

- Haben oder hatten Sie das Gefühl, dass Sie alles sagen konnten, was Ihnen wichtig ist und was Ihrer Meinung nach zu Ihrer Krankheit gehört?

Folge-Konsultationen

Datum

- Ist Ihnen als **Ergänzung zur Erstanamnese** in der Zwischenzeit noch etwas Wichtiges eingefallen?

- Gab es eine Erst-Reaktion / **Erst-Verschlimmerung**?

- Kam es im Verlauf zu akuten **Zwischen-Erkrankungen**? (zum Beispiel fieberhafter Infekt, Durchfall, Verletzung, Operation, Zahnbehandlung)

- Wie wurde diese Zwischenerkrankung behandelt?

- Traten **neue Symptome** auf? Welche?

- Traten **alte Symptome wieder** auf? Welche?

- Was ist **besser** geworden?

- Was ist **unverändert** geblieben?

- Was ist **schlechter** geworden?

- Gab es **allgemeine Veränderungen**? (zum Beispiel im Wärmehaushalt, in den Essenvorlieben und -abneigungen, im Durst, im Schlafverhalten, bei Frauen bezüglich der Menstruation)

- Wurden Sie zwischenzeitlich **geimpft?**

- Wurden zwischenzeitlich **andere Medikamente** (schulmedizinische oder pflanzliche) eingesetzt?

- Gab es schwerere **lebensgeschichtliche Veränderungen** oder **Krisen**?

- Können Sie bereits eine **erste Beurteilung** des bisherigen Behandlungsverlaufes abgeben?

- Haben sich zwischenzeitlich irgendwelche **Fragen zur Behandlung** ergeben?

Literatur-Empfehlungen

Bücher

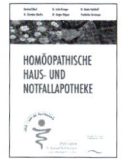

Homöopathische Haus- und Notfallapotheke
Deutscher Zentralverein homöopathischer Ärzte
Verlag Peter Irl
8,00 Euro
ISBN 3-933666-02-3

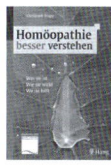

Homöopathie besser verstehen
Was sie ist – Wie sie wirkt – Wo sie hilft
Christoph Trapp
Haug Verlag, Stuttgart 2003, 156 Seiten
19,95 Euro, ISBN 3-8304-2096-X

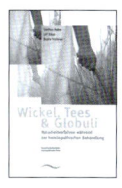

Wickel, Tees und Globuli – Naturheilverfahren während der homöopathischen Behandlung
Steffen Rabe, Ulf Riker, Beate Vollmer
Deutscher Zentralverein homöopathischer Ärzte
Bonn November 2006, ca. 120 Seiten, ca. 10,- Euro
ISBN 978-3-939749-01-1

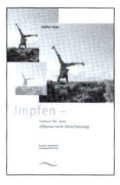

Impfen – Fakten für eine differenzierte Entscheidung
Steffen Rabe
Deutscher Zentralverein homöopathischer Ärzte
Bonn März 2007, ca. 120 Seiten, ca. 10,- Euro
ISBN 978-3-939749-03-5

Medizin der Zukunft
Georgos Vithoulkas
Wenderoth Verlag, Kassel
207 Seiten, 9,90 Euro, ISBN 3870130091

Zeitschrift

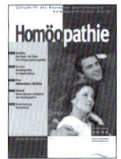

Publikumszeitschrift Homöopathie
leicht verständliche Texte rund um die Homöopathie
& Tipps zur Selbstmedikation
Deutscher Zentralverein homöopathischer Ärzte
12 - 16 Seiten, 4 x Jahr
Abonnement 5 Euro inkl. Porto.

Alle Bücher und die Zeitschrift können Sie bestellen beim Deutschen Zentralverein homöopathischer Ärzte (DZVhÄ), Am Hofgarten 5, 53113 Bonn, Tel. 0228 – 24 25 330, info@dzvhae.de.

Internet

www.welt-der-homoeopathie.de ist das größte deutschsprachige Internetportal zum Thema Homöopathie mit Informationen für Fachleute und Laien. Aktuelle Informationen, Adressen homöopathischer Ärzte, Krankenkassen, die die Homöopathie erstatten, aktuelle Termine …….

Adressen

Deutscher Zentralverein homöopathischer Ärzte (DZVhÄ)

Am Hofgarten 5, 53113 Bonn
Tel. +49 (0)228 24 25 33 0
Fax +49 (0)228 24 25 33 1
E-Mail: info@dzvhae.de
www.welt-der-homoeopathie.de

Schweizerischer Verein homöopathischer Ärztinnen und Ärzte (SVHA)

Dorfhaldenstrasse 5, 6052 Hergiswil
Tel. +41 (0)41 630 07 60
Fax: +41 (0)41 280 30 36
E-Mail: sekretariat@svha.ch
www.svha.ch

Österreichische Gesellschaft für Homöopathische Medizin (ÖGHM)

Mariahilferstraße 110, 1070 Wien
Tel. 0043-1-526 75 75
Fax: 0043-1-526 75 75 4
E-Mail: sekretariat@homoeopathie.at
www.homoeopathie.at

Homöopathie-Stiftung

Springstr. 28, 06366 Köthen
www.homoeopathie-stiftung.de

Register

Ähnlichkeitsregel 9, 16, 44, 80, 82, 83, 84
Akute Krankheit 24, 46, 56
Anamnese 6, 19, 21, 23, 32, 34, 35, 36, 37, 40, 41, 44, 49, 64, 71, 72, 85, 86
Anthroposophische Medizin 29, 67
Arzneimittelbild 9, 11, 12, 13, 16, 17, 24, 28, 32, 33, 39, 40, 45, 63, 73, 74, 80, 81, 83
Arzneimittelprüfung 9, 11, 12, 16, 21, 51, 58, 80
Arzneimittelfindung 19, 20
Ausgangssubstanzen 21

Bachblütentherapie 28, 68
Behandlungsverlauf 26, 44, 49, 52, 88
Bewährte Indikationen 80
Bioresonanztherapie 78

C-Potenz 20, 54, 81
Chinarindenversuch 9, 10, 80
Chronische Krankheiten 25, 26

D-Potenz 20, 81
Dilution 80
Dosierung 21, 53, 55, 56, 58, 62

Elektroakupunktur nach Voll 28, 68
Einzelmittel 45, 51, 52, 63, 67, 69, 74, 82, 83
Erstverschlimmerung 27, 28, 49, 63, 82

Folgekonsultation 52, 72

Gabe 10, 23, 46, 54, 55, 56, 57, 58, 71, 82
Globuli 53, 56, 57, 81, 82, 85